U0060173

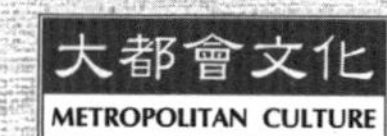
大都會文化
METROPOLITAN CULTURE

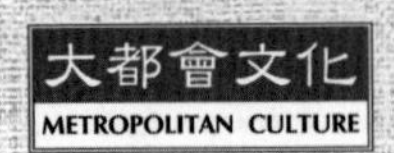
大都會文化
METROPOLITAN CULTURE

胖補陽 瘦滋陰

前言

生活在塵世間，每天進食酸甜苦辣之味，同時也在生活當中切實體驗著這些味道的別種滋味。其中有兩類人比健康的人體驗得尤為深刻，一類是體型臃腫的胖人，一類是身體瘦弱之人。

對於胖人來說，煩惱似乎是無窮盡的，因為身上的贅肉多，穿衣、運動都不方便，不僅如此，飲食上還經常需要大費周章，當然不是烹調美味，而是絞盡腦汁反覆思考吃什麼可以讓身體瘦下來。

有些胖人索性對身材聽之任之，結果災難隨之而至，高血脂、心臟病等都紛紛而來。可見，任何時候、任何情況下都必須對自己的身體負責任，否則它一定會反過來控制你，讓你飽嘗病痛的折磨。

如今胖人越來越多，胖人的煩惱也越來越多。對於胖人自身來說，即便身材不佳，也要心中充滿陽光，只有心中的陽光能照耀到身體的每一個地方，離健康才能更近一點。同時，還應重視補充陽氣。

陽氣是健康之本，不僅能燃燒脂肪，還能促進毒素的排出；不僅有助於減肥，同時也有助於促進身體健康。所謂「無毒一身輕」，毒素沒有了，體態輕盈，心情輕鬆，整個人由內到外散發出活力。這真是一種羨煞多少人的幸福。加上陽氣本身就是身體中的正氣，相當於身體中的防禦兵，時時刻刻為身體保駕護航。猶如文人筆下的江湖一樣，身體內的正邪之氣也無時無刻不在較量著。一旦正氣不足，邪氣自然來犯，所以，補充陽氣不僅僅是為了減肥，也是為了增強身體的免疫能力。

胖人的煩惱可以通過補陽解決，那麼瘦人怎麼辦？瘦人身體虛弱，經常生病，還經常上火、失眠、急躁，所以瘦人的煩惱也不比胖人少。我們都知道，花草樹木要茁壯成長，少不了水的滋養，水分不足則萎黃，甚至衰敗。身體也一樣，需要陰液的滋養，才能身體豐腴，從內到外活力四射。一旦陰液不足，身體失去了滋養，自然就會瘦弱。所以，對於陰虛的瘦人來講，滋陰是增肥的必然途徑。

可見，要想胖瘦得當就應調一身之陰陽，胖人補陽，瘦人滋陰，讓陰陽調和，相生相剋，身材好，身體安，心理上也輕鬆無比。

當然，胖人減肥、瘦人增肥能否有效，除了取決於一些滋陰補陽的措施，也取決於是否足夠愛自己。若是平時不好好愛惜自己，總是將自己折騰到極度疲乏的狀態，再好的養生方法也是徒勞的。所以，希望胖人和瘦人都要首先愛自己，然後獲得健康。

目錄

下篇 瘦者，養身先滋陰

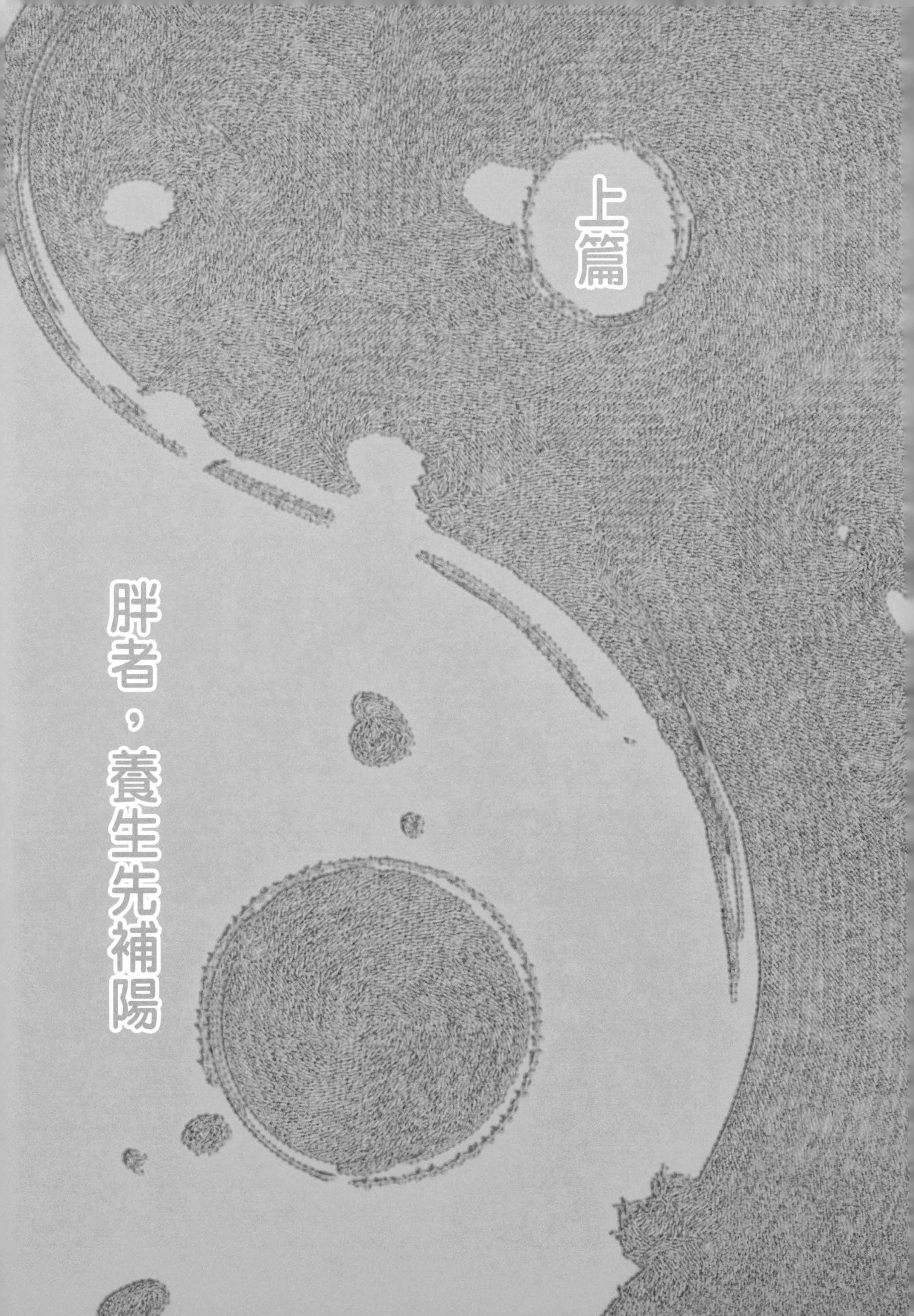
上篇
胖者，養生先補陽

第一章 身邊的胖人，都在生「陽虛」的病

陽氣是痰濕、脂肪及身體中毒素得以代謝和排出的動力，若是陽氣虛弱，則動力不足，不僅精神萎靡，身上的脂肪還會越來越多。為此，胖人需要補陽。陽氣十足精神好、身體安，擁有好身材便不再是夢。

✦胖是痰、濕、津、液等產生的毒

津液是身體中的營養液，在代謝循環過程中充分被身體所利用，然後排出體外。若是津液內停，代謝失常，則成痰飲，積聚於體內，導致身體不能正常消耗營養，從而引發肥胖症。

說到胖，可能很多人會認為肉多、看起來比較壯就是胖，其實這是不對的。一般來說，脾胃功能好、身體比較健康的人，肌肉發達豐滿，臻於健壯。對此，中醫古籍《黃帝內經．素問．五臟生成》說：「脾主運化水穀之精，以生養肌肉，故主肉。」因此，**人體肌肉的壯實是衡量健康的重要**

標準。如果比較瘦弱，並且軟弱無力，身體抵抗力弱，這實際上是不健康的表現。所以，**不要過度追求瘦，瘦骨嶙峋實際上是一種病態。**

肌肉發達豐滿，體格壯實，精神內旺，這並不是肥胖，只是肌肉豐實，這主要是因為經常勞作或是經常運動，導致肌肉比較發達。這種人被中醫稱為「肉人」，他們比較健康，無須擔憂體重。除了肉人外，中醫還有「膏人」和「脂人」的說法。

中醫所說的「膏」就是脂肪，所謂的膏人自然是脂肪比較多的人，這種人整體上脂肪都比較多，尤以腹部為主，也就是常說的大腹便便。

《說文解字》中說：「凝者曰脂，釋者曰膏」。意思是說，凝聚在一起的肥肉叫脂，這種肉比較緊；鬆軟的肥肉叫膏。這種肥胖者，不僅僅是腹部，渾身的肉幾乎都鬆鬆垮垮，所以也就有了膏人之稱。

脂人一般是受先天遺傳因素影響，整體都比較胖。若是受遺傳因素影響，則應從自身著手進行調理，增強臟腑功能，避免下一代再受肥胖影響。

對於遺傳性肥胖這裡不談論，說一下膏人是如何一點一點變胖。在日常生活中會有這樣一些人，原本身材比較好，身上也沒有多少肉，可是隨著年紀的增長，體重也呈上升趨勢，尤其是肚子日漸圓滾了。在民間，人們稱之為「發福」，認為這是福氣的象徵。其實，這非但不是福氣，甚至還會因此而出現諸多健康問題，諸如高血壓、高血脂、高血糖。

體重上升主要是脾胃失調所引起。脾胃是化生氣血的後天之本，脾胃的生理功能好，氣血足，人的氣色好，身體豐腴，肌肉飽滿，精神狀態好。如果脾胃功能失調了，尤其是運化功能失調，會導致津液得不到正常的運化，也就是說身體裡面的水液代謝失常了。津液不能有效代謝、利用，會導致水液停留，浸於肌膚中，嚴重時還會水腫。

另外，內濕還會阻塞氣血循行，導致肌肉失養。氣的升提作用減弱，血的營養功效下降，所以肌肉也會鬆鬆垮垮，沒有彈性，肌膚也不會光滑。

另外，濕鬱結於體內，還可生痰，轉變成痰濕。元代著名醫家朱震亨對此說「肥白人多濕」，「肥白人必多痰」。從朱震亨的話中不難看出**痰濕是導致肥胖的一個主要原因**。

我們都知道我們吐出去的痰具有黏滯之性，實際上吐出去的痰也是體內痰的一部分，體內的痰濕性也黏膩。痰濕難以清除，附著於體內，不斷浸於肌膚之中，自然會越來越胖。

身體看似越來越胖，**實際上氣血卻是虧的**，所以這種人也容易患病，抵抗力不強，未孕女性甚至可導致不孕。此外，導致真正的肌肉無所生、無所養、無所升提，即使把濕除了，倘若氣血不足，肌肉也不會豐滿，甚至還會下垂。可見對於身有痰濕，要給予足夠重視。

除濕減肥課堂

1.避濕是關鍵

外濕可轉化為內濕，為此在日常生活中要學會保護好身體，少涉水，淋雨後要及時擦乾。晚上儘量不要洗頭，若是非洗不可應等到頭髮乾了再睡覺。另外，儘量不要大口喝涼水，以免損傷脾胃陽氣導致痰濕滋生。平時要多開窗通風，經常晒晒被子，既可以除濕，還可以除菌，對身體健康是非常有好處的。

2.飲食調理是必要手段

痰濕的發生與飲食有很大的關係，平常喜食膏粱厚味，以致脾胃受傷而生痰濕。所以，應少油甘厚味、辛辣刺激食物，少飲酒，不飲生冷飲料，少食用生冷食物。身有痰濕者可用藥膳進行調理。選用的藥膳應有健脾益氣、化痰去脂功效。除邪的同時，還兼能調氣血，讓身體恢復到最佳狀況，防止肌肉鬆垮，看起來更年輕。膏人平常可用黃耆、蒼朮、荷葉、焦山楂、茯苓、澤瀉、甘草等中藥進行食療，也可以經常食用薏仁、赤小豆、扁豆等。

總之，只有將體內過重的濕氣排出去，經絡才能通暢，氣血才能正常運行，才能遠離大腹便便，有一個好身材。

中醫名家小講堂

每天早晚均可食用澤瀉黨參粥，不過要適量，不要一次吃太多，以防傷了脾胃。一般來說，早晚各喝上一小碗就可以了，需要長期堅持，才能逐漸將脾胃調養到最佳狀態。

推薦藥膳

澤瀉黨參粥

材料 澤瀉、黨參各 10 克，白米 100 克，白糖少許。

作法 澤瀉、黨參洗淨，白米淘洗乾淨；將澤瀉、黨參和白米放到砂鍋中，加適量清水，大火燒開，轉小火熬到粥爛熟，加入適量白糖調味即可食用。

功效 此粥可除邪，同時還能補脾氣，有助於升提脾氣，不僅適合肌肉鬆垮者，也比較適合中氣下陷、脫肛者食用。

注意 中醫認為甘入脾胃，適當的甘味能養脾，但甘味過重則傷脾，所以糖不要放得太多。

✦肥肉就是陽氣不足，氣化不掉脂肪惹的禍

陽氣就是身體的小太陽，有溫煦作用，同時也是身體代謝的動力源泉。若是陽氣不足，則代謝失常，毒素內生，自然就會導致肥胖。

陽氣實際上就是特內的溫熱之氣，與陽光的溫熱之性相同。我們都知道，陽光的溫熱之氣可孕育萬物，有陽則生，無陽則亡，這是自然界萬物的生存法則。體內的陽氣也是我們得以生存的源泉所在。可以說，體內的陽氣是人體物質代謝和生理功能的原動力，是生殖、生長、發育、衰老和死亡的決定因素。人的生存需要陽氣支持，身體功能的健康也需要陽氣支撐。正因為陽氣有如此重要的作用，中醫才有「得陽者生，失陽者亡」的告誡。

陽氣不足人會生病，沒有了陽氣也就沒了命。從健康的角度來說，養好一身陽氣是非常必要的。當然，若你是愛美之人，非常重視自己的體形，甚至因為身體肥胖而苦惱不已的話，你也要養好陽氣。只有陽氣足足的，才能得以減肥瘦身，否則即便付出再多努力，往往也都是徒勞。

肥胖多與痰濕有關。根據中醫理論，痰濕為體內的陰邪。中醫將身體裡面的邪氣分為兩種，一種是陽邪，一種是陰邪。

陽邪，為風、暑、燥、火，這些邪氣易傷陰津，在體內作亂，一般表現為熱證和燥證，諸如發

熱、咽喉乾燥等。調理需要滋陰降火。陰邪，指寒、濕等邪氣，具有性寒涼、易凝聚之性。陰邪易潛伏體內，且不易排出，常無形而痛，外在除手腳寒涼外，一般症狀不明顯。

陰陽之間具有相生相剋的關係，陰陽平衡有助於身體健康。身體裡面的精血津液與陽氣力量本應是均衡的，身體一片和諧之象。一旦有了寒濕邪氣，陰就占據了上風，對陽氣克制太過，這種情況下就會傷陽。這是體有寒邪之氣和陽氣不足的一個非常主要的原因。

另外，平常我們的日常活動、情緒變化都會損傷一定的陽氣。有耗損就要有補充，這種情況才能保持身體裡面的陽氣足足的。當然，前提是耗損不要過度。耗損陽氣過度了，也需要比較長時間的調理才能解決陽氣不足的問題，並且這是比較傷身的。如果耗損過度，又沒有及時補充，自然陽氣就更虛了。

陽氣虛了，寒濕就更盛了。濕邪蘊結於肌膚，則胖人就更胖了，這是一個惡性循環的過程。「補充陽氣，驅除陰邪」，**胖人若想遠離肥胖，就要找到痰濕的剋星——陽氣。**補充陽氣，提升五臟六腑的運化功能，增強身體的自癒能力，自然而然肥胖的問題也就迎刃而解，這不僅僅是治標，更是治本。

化解「痰濕」需要陽氣作為動力。因此，減肥就要養陽。只要激發體內陽氣，就能達到減肥的目的。

補陽減肥課堂

1.熱水泡腳護陽氣

用熱水泡腳能補陽，建議手腳冰涼者不妨長期用此方法。若想加強補陽效果，可以用艾葉水泡腳。先將艾葉洗一下，然後放入砂鍋，加適量清水，大火燒開，轉小火燉十幾分鐘，讓水逐漸變涼，用其泡腳即可。在浸泡的過程中，也可以不斷加入新的艾葉水，使水保持溫熱。

艾葉是古人眼中的神物，能暖氣血而溫經脈，增強人體的免疫力，還能淨化環境、驅蟲祛瘟。因其能暖身助陽，為此古代醫家也就常用其治療虛寒導致的疾患。如中醫名著《傷寒論》中提及的中藥方子「膠艾湯」，是治療宮寒的一個方劑，這個方劑中就有艾葉。宋代醫家竇材在《扁鵲心書．神方》中所給出的中藥方劑補宮丸，也是治療宮寒的名方，其藥物組成中也有艾葉。

可見，艾葉確實具有補陽功效。為此女性倘若有手腳冰涼的毛病，就表明體內濕寒邪氣重，這時候就有必要用艾葉為自己驅寒濕了。

2.艾灸命門穴

命門穴和腹部的神闕穴（即肚臍處）前後相對，以肚臍為標準圍繞腰部畫一個圈，在背後正中線上。**命門穴可補陽，並且補的是腎陽，補的是陽氣之本。**對於陽虛的胖人來說，不妨經常艾灸命門穴，不僅對於減肥有很大的幫助，還能改善肥胖導致的一些不適症，諸如渾身乏力、氣喘等。

艾灸命門穴：生薑切片，中間用針刺出一些小孔，然後放在穴位上，艾炷點燃，置於薑片上，每次可艾灸三～五壯。

總之，只有將體內過重的濕氣排出去，經絡才能通暢，氣血才能正常運行，才能遠離大腹便便，有一副好身材、一個好身體。

中醫名家小講堂

春天是萬物萌生的時節，陽氣開始生發，所以春天要重點養陽。對於陽虛的胖人來說，春天最好早點起床，迎著朝陽散散步。在飲食上宜選用利於升發陽氣又清淡可口富有營養的食物，諸如山藥、薏仁、糯米、扁豆、紅棗、蓮子等。也可適當吃蔥、蒜、韭菜等食材。

推薦藥膳

生薑粥

材料　粳米 50 克，生薑 5 片。

作法　粳米淘洗乾淨，生薑搗爛，一同放入砂鍋，大火煮沸，小火煮到熟爛即可食用。

功效　能去腹中寒氣，補陽減肥，強身健體。

注意　生薑能助陽，陰虛火旺的人慎用，以防導致火氣加重。

生薑紅糖水

材料　生薑 10 克，紅糖適量。

作法　生薑洗淨，去皮切絲，放入砂鍋，鍋中水燒開後，放入紅糖，用勺子攪拌均勻，大火煮 5 分鐘即可。

功效　能去腹中寒氣，補陽減肥，強身健體。

注意　生薑能助陽，陰虛火旺的人慎用，以防導致火氣加重。

✦ 你是哪類「陽虛」的胖人

陽氣虛衰，脂肪、水液代謝失常，身體就容易發胖。對於陽虛的胖人來說，減肥就應將陽氣補足。補陽之前先要明白自己是何種陽虛，以辨證調理。

陽氣充足，就不用擔心肥胖。調養一身陽氣，首先要知曉臟腑陽氣虧虛的狀態，然後再採取相應措施。人體有五臟，不同臟腑陽虛採取的調養手段也不同，尤其是使用藥物和食物來調養時。這是因為根據中醫五行理論，藥物與食物都具有五行屬性，不同的藥物和食物都有偏性。諸如酸入肝，中藥的酸棗仁能養肝血；鹹入腎，一些鹹味的中藥其主要功效則為養腎補腎等。

正因為食物和藥物的偏性，所以對於想要調養的陽虛的胖人來說，首先應知道自己是哪類陽虛。

五臟陽虛及症狀

五臟陽虛	相關解釋	症狀
心陽虛	心的陽氣不足。若是心陽衰極，陽氣暴脫，會危及生命。	畏寒肢冷、面色晦暗、心胸憋悶或作痛、口唇青紫，若心陽衰極會出現四肢厥冷、大汗淋漓、息短氣微、神志模糊，甚至昏迷、脈微欲絕等症。
肝陽虛	肝之陽氣不足，虛寒內生，導致肝疏洩與藏血功能低下。臨床上比較少見。	面帶青色、趾（指）甲枯淡、形寒肢冷、脅下作痛、下肢不溫、頭身麻木。
脾陽虛	脾陽氣不足，脾胃虛寒。多因飲食不節、過食生冷所致。	食慾減退、腹脹、胃痛而喜溫喜按、四肢不溫、大便稀溏。
肺陽虛	肺中陽氣不足，是肺氣虛的重症，可損及人體正氣。	咳嗽氣短、呼吸無力、聲低懶言、痰如白沫。
腎陽虛	腎中陽氣不足。腎陽為一身陽氣之本，「五臟之陽氣，非此不能發」。所以陽虛患者應重視溫補腎陽，可助其他臟腑陽氣充盈。	腰膝酸痛、畏寒肢冷、頭目眩暈、精神萎靡、五更洩瀉。

補陽減肥課堂

1. 藥物調理

對於陽虛的胖人來說，可用助陽中藥來補陽。用中藥將不足的陽氣補足，為身體增加動力，有助於減肥瘦身。但陽虛臟腑不同，用藥也要有針對性。

陽虛的種類與用藥

陽虛	中藥	食療舉例
腎陽虛	鹿茸、海狗腎、杜仲、菟絲子等。	杜仲爆羊腎：羊腎二個，杜仲十五克，五味子六克。羊腎剖開，去筋膜，洗淨，切成腰花；杜仲、五味子加水煎取濃汁；將切好的腰花倒入藥汁中，調勻；坐鍋點火，鍋熱後倒入適量植物油，油熱後倒入腰花爆炒至熟，以鹽、薑、蔥等調味食用。
心陽虛	附子、肉桂、乾薑、五味子、桂枝等。	羊肉肉桂湯：桂皮六克，羊肉五百克，鹽適量。羊肉和桂枝分別洗淨，放入砂鍋，燉到羊肉爛熟，放入適量鹽調味即可，吃肉喝湯。

肝陽虛	生薑、細辛、吳茱萸、淫羊藿、艾葉、巴戟天、花椒、木瓜等。	細辛粥：五味、乾薑各九克，細辛三克，白米一百克。將三味中藥洗淨，用乾淨的紗布包好；白米淘洗淨，放入砂鍋中，將中藥包也放入，加入適量清水，同煮成粥；熬到粥熟爛，將粥中的紗布包去掉，分早晚二次食粥。
脾陽虛	黃耆、乾薑、人參等。	黃耆紅棗湯：生黃耆十五克，紅棗五顆。將黃耆和紅棗洗淨，入砂鍋，加兩碗清水，大火燒開，再轉小火煮半小時，棄渣喝湯。
肺陽虛	白朮、黨參、人參等。	白朮粥：白朮十克，白米一百克，白糖適量。白朮擇淨，放入砂鍋中，加清水適量，水煎取汁；藥汁倒入淘洗乾淨的白米中，加適量清水，熬到白米爛熟，加適量白糖調味即可。

2. 起居

春天是陽氣生發之季，應該早點兒起床，到外面晒晒太陽，借自然界陽氣培補陽氣。夏天陽氣足，天亮得早，也可以早點兒起床，適當運動一下，讓一天都有好精神。秋冬季節要適當晚起，以待日光。

3. 鍛鍊

運動是較好的助陽之道，陽氣不足者不妨經常運動，散步、慢跑、太極拳、五禽戲、八段錦及各種球類運動都是比較適宜的運動方式。

總之，對於陽虛的胖人來說，只要滿懷信心，從多方面著手對身體進行調理，就可以達到補陽除脂的目的。

中醫名家小講堂

陽氣虛的人往往不願意動，精神不振，所以經常宅在家裡。實際上動能生陽，所以陽虛的人不妨出去走走，適當運動，經常與人交往，這有助於補陽，讓精神振奮起來。

胖者，

養生先補陽

第二章 胖人別怕吃，補陽食物讓你越吃越瘦

胖人以為肥胖與吃得多有關，為了讓身體瘦下來，往往在飲食上大做文章，結果身體沒有瘦下來，卻往往因為節食減肥而損傷了脾胃。實際上肥胖與陽氣不足有關，只要選對食物，非但不會增肥，還有助於減肥瘦身。

✦韭菜補腎陽又排毒，常吃自然瘦

韭菜是「起陽草」，又是「洗陽草」，補陽排毒消脂很有效。胖人常吃韭菜，減肥效果好。

陽氣是人體的正氣，是人體正常生理功能的原動力。脂肪代謝需要陽氣，所以補充陽氣可以幫助消除脂肪。在常見食物中，韭菜是一個很好的補陽選擇，它有一個很響亮的名字叫「起陽草」，還有人把韭菜稱為「洗腸草」。韭菜性溫，有補腎補陽的作用。尤其是在春寒還料峭的時節，陽虛

怕冷的人吃韭菜能保暖、健胃、補陽，能幫助身體消除多餘的脂肪，也就是提高新陳代謝的能力，有助痰濕的代謝。

另外，韭菜還含有豐富的粗纖維，可增加腸蠕動，促進消化，能預防習慣性便祕和腸癌。所以，想要減肥的人，尤其是脾陽虛和腎陽虛的胖人要多吃韭菜，補陽效果奇好。但是考慮到減肥，韭菜的烹飪方式要符合減肥要求。

為了使韭菜既能更好地增補陽氣，又能很好地幫助減肥，在飲食製作上，要堅持少油少鹽、減熱量的烹調原則。可以涼拌或做湯，少油鹽，少用調味料，越清淡越好。

中醫名家小講堂

春季食用韭菜有益於肝。初春時節的韭菜品質最佳，晚秋的次之，夏季的最差，有「春食則香，夏食則臭」之說。

推薦藥膳

涼拌韭菜

材料 韭菜 300 克，香油少量，鹽 2 克，醋適量。

作法 韭菜擇洗乾淨，入沸水鍋中快速燙，保持鮮嫩，時間不要太長，目的是殺菌、改善口感；燙完後的韭菜不要沖涼水，切段放入盤中，晾涼，加入鹽、醋和香油拌勻即可，佐中餐、晚餐食用。

功效 此道韭菜美食熱量低，並且最大限度地保持了韭菜的原有風味和功效，補陽減脂。

注意 在韭菜佐餐食用時，要注意增加韭菜的食用量，減少飯量，以保證減肥效果。

韭菜豆腐湯

材料 韭菜 150 克，豆腐 150 克，薑末、香油各適量，鹽 2 克。

作法 韭菜擇洗乾淨，切成段備用；豆腐切成小塊備用；鍋內加水，放入豆腐，燒沸，開鍋後煮 3 分鐘，加入鹽、韭菜、薑末、香油即可。

功效 此道韭菜美食熱量低，飽腹感強，並且補陽減脂效果好，值得選擇。

注意 為了減肥有效，韭菜豆腐湯可以在晚餐食用。對於食量大者，也可配些雜糧小饅頭、雜糧包子和蒸菜食用。

✦南瓜補脾陽，肥肉不愛長

南瓜性溫，味甘，無毒，具有較好的平補功效，不僅能減肥瘦身，還可預防腦卒中的發生。此外，常吃南瓜，可使大便通暢，肌膚豐美，有美容作用。女性不妨常食。

脾陽受損，脾土不運，越來越多的濕氣蘊結在體內，不斷浸於肌膚之中，肌膚失養，則體胖而肉鬆垮。要想解決此問題，首先要**調理脾胃，關鍵就是提升脾胃陽氣，恢復脾運化痰濕的功能**。另外，脾陽充足，也有助於對脂肪的運化，使身體不胖。

補脾陽可以經常吃點南瓜。南瓜性溫，味甘，最適合補脾陽。溫熱的食物本身就有補陽作用，為此肥胖的人不妨經常食用，一點點將體內的陽氣補足，除掉痰濕。

南瓜平補，又不損傷脾胃，可常食。具有溫中補虛、長養氣血的作用。體質虛弱、氣血不足者，平常應多食南瓜，可逐步改善體質，除濕瘦身。

南瓜雖然具有較好的補脾陽之功，但只有食之得法才能發揮作用。若是烹調不當，自然會影響南瓜滋補脾胃的功效。

南瓜山藥粥

材料　粳米 50 克，山藥 30 克，南瓜 30 克，鹽適量。

作法　山藥去皮，洗淨，切小塊，浸泡到鹽水中；南瓜去皮，洗淨，切小塊；粳米淘洗乾淨；將粳米放到砂鍋中，加適量清水，大火燒開，放入南瓜、山藥，轉小火熬到粳米爛熟，加入鹽調味即可食用。

功效　這道南瓜粥清香怡人，補陽的同時還能補腎。腎中的陰陽是一身陰陽之根本，所以補腎也有助於強脾，可顯著增強身體的免疫能力。

注意　熬粥時，大火燒開後要用小火，這樣有助於營養成分慢慢散發出來，發揮比較好的滋補作用。

中醫名家小講堂

南瓜不僅有較高的食用價值，而且還有著不可忽視的食療作用。食用南瓜不僅能補脾陽，還能治療肺氣虛導致的咳喘，不過食用南瓜也要適量，多食易引發腳氣、黃疸。

推薦藥膳

薏仁南瓜餅

材料　南瓜 300 克，薏仁粉 30 克，糯米粉、蜂蜜、油、麵包粉各適量。

作法　南瓜洗淨，去皮切成塊，隔水蒸熟，搗碎，備用；在南瓜泥中放入薏仁粉和適量的蜂蜜，攪拌均勻；倒入糯米粉，揉成不黏手的南瓜麵糰；把麵糰揪成小劑，取其中一劑揉圓再按扁；兩面黏上麵包粉；平底鍋加熱，塗抹適量食用油，油熱後下南瓜餅，小火煎至餅兩面金黃即可。

功效　此南瓜餅味道香甜，不僅能溫脾陽，還能除脾濕，對恢復脾胃的生理功能大有裨益。體形肥胖者、水腫患者、身體極其虛弱者都可以經常食用，有助於強身健體，增強身體的免疫能力。

注意　在煎南瓜餅時，不要放太多油，只要塗抹平底鍋，保證南瓜餅不黏鍋即可，這樣可以減少熱量的攝入。

✦薑能激發一身的陽氣，燃燒脂肪

薑不僅僅是調味品，還是一味補陽助陽的中藥，陽虛的胖人可以適當在飲食中來點薑，能暖身除脂，助身材苗條。

薑作為食材，可以提鮮、除腥。作養生保健之用有生薑和乾薑之別，其作用也不同。

對於生薑，大家並不陌生。傷風感冒了，切幾片生薑，熬點兒薑水，一碗水下去，出了不少汗，病也就去了一半；女性來了月經，肚子疼，煮點兒薑汁喝，疼痛也會減輕不少。可見，小小的生薑確實是養生祛病的好幫手。

乾薑是生薑的乾製品，**中醫有乾薑「回陽救逆」之說**。也就是說，如果陽氣極度衰疲，寒濕邪氣尤盛的話，就非乾薑不可。若是陽氣虛得嚴重，則可用乾薑來救急。但乾薑性大熱，用之要慎之又慎，以防生出熱邪。

建議痰濕肥胖者用生薑來慢慢調理。若是非要用乾薑來調理，也要慎之又慎，在醫生的指導下根據身體的反應來進行調理。一旦有不適，則要停用。

中醫名家小講堂

用薑補陽減肥應注意，爛薑不要食用。民間有「壞薑不壞味」的說法，但爛薑能致癌，所以一旦發現薑爛了就一定不要食用。

推薦藥膳

薑絲陳皮冬瓜湯

材料 排骨 300 克，冬瓜 400 克，薑絲、陳皮各 15 克，鹽、雞精各適量。

作法 排骨洗淨，用開水焯一下；冬瓜洗淨，留皮，切片；將排骨放到砂鍋中，加適量清水，放入陳皮、薑絲，大火燒開，小火燉 1 小時，放入冬瓜片，燉 10 分鐘，放入鹽和雞精調味即可食用。

功效 健脾除濕，補陽，理氣。

注意 排骨一定要事先用開水焯一下，可以除掉一些油脂。另外，冬瓜要留皮，可以增強去濕功效。

生薑鯽魚湯

材料 鯽魚 1 條（約 250 克），生薑 30 克，植物油、鹽、料酒各適量。

作法 鯽魚去鱗、鰓及內臟，洗淨；生薑洗淨切片；鍋中放油，油熱後放鯽魚，煎一會兒，取出放到砂鍋裡；砂鍋中加適量清水，大火煮沸，入料酒、薑片，小火煲 40 分鐘左右，即可食用。

功效 有暖脾養胃、祛風散寒的功效，脾胃虛寒者食用比較適宜。

✦黑米溫補腎陽，常吃讓身體勻著瘦

黑米具有益氣強身、健脾開胃、補肝明目、養精固澀等諸多功效，是抗衰美容、防病強身的滋補佳品，具有較好的滋補作用。

黑米能補腎陽。腎陽又稱元陽、真火、真陽，為人體陽氣的根本，對人體各臟腑的功能發揮推動、溫煦作用，是一身陽氣之根本，所以只要出現陽虛自然首先要問責於腎陽。腎陽不虧虛，真火旺盛，痰濕得除，肥胖者也就會身材勻稱。

腎陽不足的人具有一些明顯的症狀，如神疲乏力、精神萎靡。在日常生活中，有些胖人比較沒有精神，一點兒活力都沒有，一副懶洋洋的樣子。實際上，這是因為腎陽不足所導致的。陽氣具有振奮精神之功，陽氣不足了，不能鼓舞精神，人就會疲倦，精神不振。

腎陽具有溫煦作用，不僅溫煦臟腑，還溫煦四肢百骸。倘若腎陽不足，比較明顯的症狀是手腳冰涼，還會有腰膝酸痛。腎陽不足，脾陽失滋，嚴重者還會導致男性陽痿、女性不孕，有時還會出現水腫。所以，不管是男性還是女性都不能小覷腎陽的作用。

腎陽虛不僅會影響腎的生理功能，如影響生殖、水液代謝等，也會影響脾陽，還會影響到心陽，所以腎陽不足要補。

補腎陽在飲食上可以經常吃黑米。「逢黑必補」，民間將黑色食材視為養生之寶。黑色食材確實也具有較好的滋補功效。

黑米是一種溫補食材，有「藥米」之稱，由於它最適於孕婦、產婦等補血補氣之用，所以又稱「月米」、「補血米」等。歷代帝王把它作為宮廷養生珍品，稱為「貢米」。可見，從古至今，黑米的養生功效一直被人們所珍視。

黑米既能溫補腎陽，又能補腎生精，可謂是養生佳品。建議體胖者、身體虛弱者、老年人，不妨經常吃點黑米，為身體健康保駕護航。

中醫名家小講堂

很多人喜歡喝粥時放點糖，或者是吃點小鹹菜，有助於促進食慾。不過不管是放糖，還是吃鹹菜都要適量，吃得太甜損傷脾胃，吃得太鹹傷腎，甚至還會導致脫髮。

推薦藥膳

薏仁紅棗粥

材料 薏仁 20 克，紅棗 7 顆，黑米 50 克，白糖少許。

作法 薏仁洗淨；紅棗去核，洗淨，拍碎；黑米淘洗乾淨；將紅棗、黑米和薏仁放到砂鍋中，加適量清水，大火燒開，轉小火熬到爛熟，加入適量白糖調味即可食用。

功效 此粥具有補脾胃、利濕熱、養心氣的功效，尤其適合體內有濕之人食用。

注意 在熬粥的過程中，紅棗要拍碎，有助於營養成分釋放。另外，黑米和薏仁不容易煮爛，要頭一天晚上浸泡好。

黑米赤小豆粥

材料 黑米 100 克，赤小豆適量。

作法 黑米淘洗乾淨，赤小豆洗淨；將黑米和赤小豆放到砂鍋中，加適量清水，大火燒開，轉小火熬到粥爛熟即可食用。

功效 黑米赤小豆粥清甜軟糯，具有氣血雙補的養生功效。

注意 由於黑米和赤小豆不易煮爛，應先浸泡一夜再煮。

✦ 把蝦請上餐桌，補陽讓胖人很享「瘦」

蝦能助陽，所以能除痰祛濕，還有活血化瘀的作用，陽虛的胖人不妨將蝦請上餐桌，吃得美味又減肥。

陽氣妙處多多，對於痰濕體胖之人補陽刻不容緩。建議飲食上經常吃蝦，因為蝦肉歷來被認為既是美味，又是滋補壯陽的妙品。對於蝦的養生功效，《本草綱目》說：「作羹治鱉瘕，托痘瘡，下乳汁，法制壯陽道，煮汁吐風痰。」其中的瘕指肚子裡的結塊，其如鱉狀，所以也有鱉瘕之名。從《本草綱目》的論述中可以看出蝦具有多種功效，即下乳、除腹部結塊、去痘瘡、助陽氣。

體胖與陽氣不足，內有痰濕，與脂肪不得運化有關係。蝦能助陽氣，自然能達到減肥瘦身功效。當然，對於體胖的人來說，用蝦助陽的同時，還應養成良好的生活習慣，儘量避免熬夜，少吃辛辣或者刺激性食物，積極參加戶外運動，放鬆心情，避免縱慾，學會合理減壓。這些舉措都有助於助陽、生陽。

蝦是溫陽之物，若痰濕體胖者有手腳冰冷、身體疼痛之症，除了食用大蝦外，還可經常按揉氣海穴，以達到通陽功效。

所謂通陽，就是通達陽氣。之所以要通達陽氣，是因為身體肥胖者體內的寒濕邪氣盛，阻礙陽

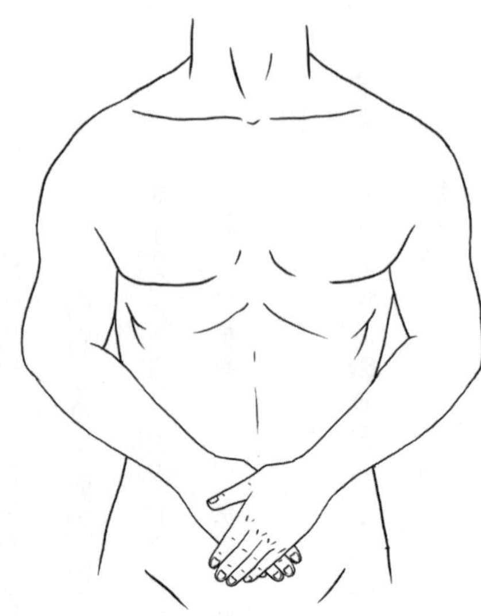

按摩氣海穴

氣通行。陽氣不能通行到手腳末端，鬱結在體內，就會出現手腳冰涼之症。這種情況下一方面要溫陽，一點點補充體內的陽氣才能與痰濕陰邪相抗衡，另一方面也要想辦法讓陽氣通行，減少身體的不適感。按摩氣海穴就有益氣通陽的功效。氣海在臍正下一點五吋處，用手掌做環形按揉十五分鐘即可。

中醫名家小講堂

蝦能補腎壯陽，可增強人體的免疫力和性功能，所以陽虛的胖人可食用。不過吃蝦要注意去蝦線。色發紅、身軟、掉頭的蝦及腐敗變質的蝦不要食用。

推薦藥膳

米酒炒大蝦

材料　對蝦 300 克，米酒適量，生薑 3 克，油、鹽各適量。

作法　對蝦去腸洗淨，放入米酒中浸泡，15 分鐘後取出；坐鍋點火，鍋熱後，放入適量的植物油，油熱後放入生薑、大蝦，炒熟後加鹽即可食用。

功效　溫補腎陽，通血脈。

注意　蝦背上的蝦線，是蝦未排泄完的廢物，吃到嘴裡有泥腥味，影響食慾，所以應除掉

清蒸大蝦

材料　大蝦 500 克，蠔油、醬油、醋、味精、蔥、蒜末、花椒各適量。

作法　將大蝦處理乾淨，擺盤，放蔥、花椒蒸熟，去水；蠔油、醬油、醋、味精、蒜末調汁，澆到上面即可食用。

功效　具有補腎陽的功效，肥胖者，手腳冰涼者都適合食用。

注意　若覺得不夠入味，可以將蝦用料酒和鹽醃一會兒再蒸，蒸一會兒將水倒出去，再放入調味汁蒸。

第三章 陽虛也可用中藥，對症補益好瘦身

陽氣虛衰，肢體、臟腑失於溫煦，所以陽虛的胖人會畏寒。身體寒冷的同時，體重也越發引人擔憂。對於陽虛的胖人來說，與其憂心忡忡，不如用助陽的中藥進行調治，一點點將虛損的陽氣補足。陽氣十足，脂肪自然就被燃燒掉。

✦ 五味子補心陽，心強膘不長

中醫古籍中說「五味子皮肉甘酸，核中辛苦，都有鹹味」，故有其名。其性溫，能補心陽、補腎生精，具有補腎強身功效。

心屬火，為陽臟，主陽氣。心陽能夠推動血液運行，如果心陽不足，推動無力，會影響到氣血的生成和運行功能，導致頭暈、胸悶、心悸，嚴重的情況下還會導致心陽暴脫。

心陽暴脫是心陽不足的重症，主要症狀為突然出現冷汗淋漓、四肢厥冷、面色蒼白、口唇青

紫、呼吸微弱、神志模糊甚至昏迷。一旦有上述症狀出現，必須及時進行救治，否則會導致心陽進一步虛脫，引起心臟驟停而猝死。

補心陽不妨試試五味子。五味子，性溫入心補心陽，收斂心氣，是補心妙品。若是陽虛的胖人出現了心陽虛的一些不適症狀，不妨用五味子來補心陽。

心陽虛除了用五味子進行食療外，也可以艾灸心俞穴，也有較好的養心安神功效。心俞穴在背部，第五胸椎棘突下，旁開一點五吋。取穴時一般可採用正坐或俯臥姿勢。有助心陽、益心氣功效，可改善心痛、驚悸、失眠、健忘、盜汗等與心有關的問題。

艾灸心俞穴：生薑切片，中間用針刺些小孔，然後放在穴位上，艾炷點燃，置於薑片上，每次可艾灸三～五壯。

心臟功能不佳者在夏季要重點養心。這是因為夏屬火，火通心，夏天心神容易受擾。養心首先要讓心靜下來，俗話說「心靜自然涼」，只要內心祥和安寧，就沒有什麼解決不了的事情。

中醫名家小講堂

五味子藥用價值極高，具有較好的強壯滋補功效，肥胖者用其烹製藥膳，不僅能除邪減肥，還能強臟腑、增強身體的免疫功能，可以說是一舉多得。

推薦藥膳

鱸魚五味子湯

材料 鱸魚 1 條，五味子 50 克，料酒、鹽、蔥、薑、胡椒粉、食用油各適量。

作法 鱸魚處理乾淨；五味子洗淨；蔥洗淨，切成蔥段；生薑洗淨，切成薑片。將鱸魚、五味子放到砂鍋中，加適量清水，放入蔥段、薑片、食用油，加適量清水，大火燒開，放入料酒、鹽、胡椒粉，轉小火燉 1 小時即可食用。

功效 溫補心陽，滋氣血。

注意 為了減少熱量攝入，烹調這道菜餚的時候要少放油，另外可以將鱸魚裡面的肥油去掉。

五味子蜂蜜飲

材料 五味子 30 克，梨小半顆，蜂蜜適量。

作法 五味子洗淨；梨洗淨，切片。將五味子、梨放到砂鍋中，加適量清水，大火燒開，小火煮 20 分鐘後關火浸泡 10 分鐘；去五味子，等水溫之後放入蜂蜜，攪拌均勻即可食用。若想此五味子蜂蜜飲更具清香味，也可以放入切好的黃瓜片。

✦黃耆益肝陽，入膳輕鬆瘦

黃耆是一種補氣常用藥，具有利水消腫、生肌等功效，用之可增強身體的免疫能力。

肝陽不足，疏洩與藏血功能低下，虛寒內生，痰濕內停，易導致肥胖。肝陽不足的人一般有形寒怯冷、指甲淡白、陰囊濕冷、陽痿不舉、帶下清冷、宮寒不孕等症。肝陽不足，往往與驚恐過甚或久居陰寒環境有關，使陽氣受損而導致。

肝陽是維持肝臟正常生理功能所不能缺少的，肝陽虛則肝氣乏，易導致氣血循環不暢，由此累及肝中氣血的舒暢功能。肝陽不足可用中藥黃耆來調理。黃耆性溫，具有益氣助陽功效。不僅能改善脾氣虛所導致的便溏、身體乏力等症狀，還能補肝陽，發揮補肝疏肝的功效。

近代醫學家張錫純在《醫學衷中參西錄》中說：「愚自臨證以來，凡遇肝氣虛弱不能條達，用一切補肝之藥皆不效，重用黃芪為主，而少佐以理氣之品，服之復杯即見效驗」。其中，所提及到黃芪就是中藥黃耆。從張錫純的論述中不難看出，黃耆能助肝氣，有疏肝益氣的功效。

中醫名家小講堂

黃耆能助陽，適合陽虛的胖人用其來調理身體。若不是陽虛，即便身體肥胖，也要忌用，以免加重身體裡面的火氣，非但發揮不了減肥作用，還可能助火。

推薦藥膳

黃耆烏骨雞湯

材料　炙黃耆 30 克，烏骨雞 1 隻，鮮湯、薑塊、蔥段、鹽、黃酒各適量。

作法　烏骨雞宰殺，處理乾淨，整雞用開水焯一下；將炙黃耆去淨灰渣，烘乾，研成粉末；將黃耆粉抹入雞腹內，放入蒸碗內，加適量鮮湯、鹽、黃酒、薑塊、蔥段，用濕棉紙封住碗口，置蒸鍋或蒸籠內，用大火沸水蒸熟透，取出即可食用。

功效　補中，益氣，補血。

注意　鮮湯可事先用老母雞肉小火進行熬製，身體肥胖者也可以直接用清水代替鮮湯。

黃耆粥

材料　30 克黃耆，100 克白米。

作法　黃耆在清水裡浸泡清洗；白米淘洗乾淨。將準備好的原料都放到砂鍋中，加適量清水，大火燒開，轉小火燉到粥爛熟即可食用。

功效　補氣健脾。

注意　脾氣虧虛、胃下垂者飯後可適當臥床休息一會兒，不要運動，以防胃下垂加重

✦ 芡實補脾陽，養好脾胃肉自減

芡實能補脾陽，還能固腎精，有脾胃和腎同補養之功效。芡實藥用以顆粒飽滿、均勻、無破碎、乾燥無雜質者為佳。

脾陽關乎氣血的化生，也關乎水濕的運化。脾陽不足，水濕得不到有效運化，則導致人發胖。不管是出於身材考慮，還是健康的需求，都有必要補脾陽，振奮脾胃的生理功能。這樣不僅身材好，不用擔心身上的贅肉越來越多，還能益壽延年，可謂是一舉多得。

補脾陽可以適當用芡實進行食療。芡實為睡蓮科植物芡的乾燥成熟種仁，在古代，芡實不僅可作藥用，逢荒年歉收，老百姓還常以其代糧充飢。

對於芡實的保健養生功效，古人有「嬰兒食之不老，老人食之延年」之說。可見，芡實具有良好的藥用功效。芡實味甘、澀，根據中醫五行理論，甘味是脾之味，其入脾，可滋養脾胃，增強脾胃的功能。芡實能助脾氣、益脾陽，適當食用能發揮減肥瘦身的功效。

若是想加強補脾陽功效，不妨也將芡實蒸熟或者炒一下，使其溫熱之性增強，補陽功效更好。而且芡實炒後味更香。根據中醫理論，香能行氣，能消食導滯、疏肝理氣、安撫情緒，可謂妙處多多。一般情況下，可以用炒芡實。取淨芡實，置預熱炒製容器內，用小火加熱，炒至微黃色、具香

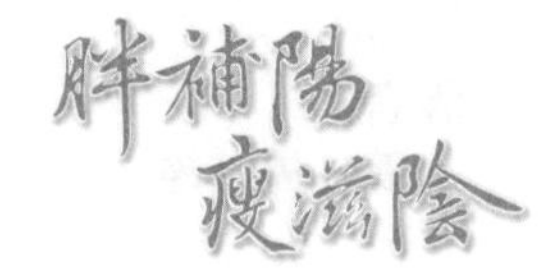

氣時，取出晾涼即可。雖然芡實有較好的補氣健脾功效，但收澀作用較強，所以便祕、尿赤者及婦女產後皆不宜食。適宜食用者，一次也不要食之過多，以五十克為宜。

除了以上吃法，還可以將芡實炒熟，嚼碎嚥下。據說北宋大文學家蘇東坡就經常用此法益智強身。一般每日嚼嚥十～二十粒即可。

中醫名家小講堂

芡實雖然可補脾陽，但其收斂作用強，若脾胃無痰濕，腎精無外洩，則不宜用之。另外，便祕者也不要食用，防止便祕加重。

推薦藥膳

芡實牛肉湯

材料 炒芡實 60 克，牛肉 100 克，紅棗 10 克，花生 30 克，鹽、生薑、料酒各適量。

作法 牛肉洗淨，切塊，用開水焯一下；花生洗淨；紅棗洗淨，去核，拍碎；生薑洗淨，切片。將炒芡實、牛肉、紅棗、花生、生薑放到砂鍋中，加適量清水，大火燒開，放鹽和料酒，轉小火燉到牛肉爛熟即可食用。

功效 除濕健脾，固腎精，氣血雙補。此外，對痰濕導致的頭痛、關節痛、腰腿痛等虛弱症狀也有很大的好處。

注意 肥胖者飲用這道湯飲時，應適當減少主食的攝入量。

芡實粥

材料 芡實、薏仁 30 克，陳皮 5 克，粳米 150 克，鹽適量。

作法 首先把芡實、薏仁放在清水裡浸泡清洗；粳米淘洗乾淨；陳皮洗淨。將準備好的原料都放到砂鍋中，加適量清水，大火燒開，轉小火燉到粥爛熟加入適量鹽調味即可食用。

功效 除濕補陽，健脾理氣。

注意 芡實、薏仁先用清水浸泡，更易爛熟鬆軟，不增加脾胃負擔。

✦杜仲肝腎同補，陽不虛體型好精神好

杜仲是一種名貴滋補藥材，具補肝腎、強筋骨、降血壓、安胎等諸多功效。痰濕肥胖者，肝腎強大了，自然痰濕就除了。

杜仲是杜仲科植物杜仲的乾燥樹皮，是名貴滋補藥材。根據中醫理論，杜仲歸肝、腎經，有肝腎同補之功。對此，古人甚至還有「健骨強筋壯腰膝，入肝補腎子母實」的贊語。

杜仲能補腎陽。唐代名醫孫思邈在其所著的《備急千金要方》中提及一道湯飲——羊肉杜仲湯，這道湯飲有溫經、散寒、壯陽功效，用於治療虛寒導致的筋骨痺弱、腰脊酸痛、陽痿等症。這道湯飲中用到了羊肉、生薑和杜仲三種原料。方中的羊肉性熱，有較好的補陽功效。生薑可以調味，也可以助陽。此方中還用了杜仲。之所以用杜仲就是因它有肝腎同補功效。

不僅僅是虛寒者，肥胖者也可以用杜仲來減肥安身。杜仲味甘性溫，中醫理論認為甘能入脾，脾在五行屬土，五行相剋使土能勝濕，因此，杜仲的作用之一是祛除脾之濕氣。

中醫認為甘溫能補，微辛能潤，杜仲正好是微辛之中藥，所以入肝經能除燥，可降肝火。杜仲能降肝火，可保血壓平穩。高血壓病患者不妨經常用杜仲泡水喝，可養肝腎，還能把血壓降下去。

杜仲長於補養腎氣。腎陽氣得補，對於痰濕所導致的腰痛、身重都能發揮較好的調理功效。

對於杜仲的補腎陽功效，《神農本草經》中說：「主治腰膝痛，補中，益精氣，堅筋骨，除陰下癢濕，小便餘瀝。久服，輕身耐老。」

杜仲入肝經，也入腎經，有肝腎同補功效。

對於身有痰濕邪氣的胖人來講，倘若再有肝陽上亢之證，利用杜仲這味中藥是非常有必要的。尤其是秋冬季節，痰濕寒這些邪氣比較盛，更應該將杜仲充分利用起來。因為杜仲性溫熱，補陽又不助火，可謂是補陽除邪氣上品，所以春夏之季也可用其來補陽。

秋冬之季扶陽，不妨用杜仲泡酒喝，方便又養身。不過酒辛辣，春夏宜少用，以免加重內邪。對此，唐代孫思邈在《備急千金要方》中說：「凡合藥酒皆薄切藥，以絹袋盛藥，內酒中，密封頭。春夏四五日，秋冬七八日，皆以味足為度，去滓服，酒盡後，其滓搗，酒服方寸匕，日三；大法：冬宜服酒，至立春宜停。」這句話說的就是藥物要浸透，冬天可以用其養生，其他季節容易生火生燥。除了季節外，服用量也要注意。一般情況下，藥酒每次飲用不要超過一百毫升。通常一個療程為三個月，喝了一個療程之後可暫停一段時間，然後根據身體情況進行適度調整。

藥物是用來糾正陰陽氣血之偏的，但「是藥三分毒」，每種藥物都有副作用，所以如果沒有身體之偏，就不要用藥，否則無益。

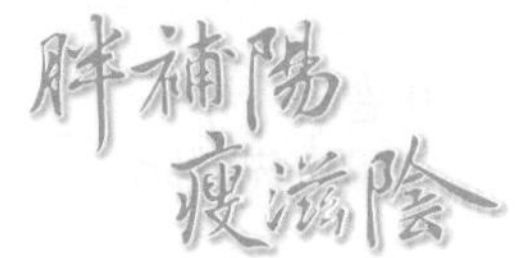

中醫名家小講堂

杜仲酒有助陽功效，不過飲用時要注意兩點，第一，不可過量，第二，晚上不要飲用。有的人愛晚上喝點酒，實際上晚上不宜喝酒。晚上喝酒，容易導致氣血加速，不利於入睡。藥酒也一樣。

推薦藥膳

杜仲粥

材料　杜仲 10 克，粳米 100 克，白糖適量。

作法　杜仲洗淨，放到砂鍋中，加適量清水，大火燒開，轉小火煎 20 分鐘，去渣取汁；粳米淘洗乾淨，放到砂鍋中，再將藥汁倒入，小火熬到爛熟，加入適量白糖即可食用。

功效　補肝腎，除濕，助陽。

注意　煎杜仲的時候不要用鐵鍋，以防影響藥效。

杜仲酒

材料　杜仲 240 克，石楠葉 60 克，羌活 120 克，大附子 5 枚，酒 3 升。

作法　上四味藥，搗碎，以酒漬三晚，每次飲 10 ～ 20 毫升，日服 2 次。適宜冷病、婦人服。

功效　補肝腎，祛風濕。

注意　身有內熱的人不要飲用。

✦炙甘草專管肺陽虛，肺好瘦身也「瘋狂」

炙甘草是用蜜烘製的甘草，切面呈黃色至深黃色具有益氣、滋陰、通陽等功效。

中醫裡面經常提及滋肺陰，很少有助肺陽之說。但五臟各有陰陽，自然五臟中的肺也不例外，諸如中醫裡面的「肺中冷」、「肺虛冷」就是對肺陽不足的描述。肺陽不足有一些典型症狀，諸如咳吐涎沫、氣短、形寒肢冷、自汗、背寒如掌大、易感冒、面白神疲、口不渴等。**肺陽不足也會導致痰濕邪氣內停，由此引發肥胖**。

補肺陽建議用炙甘草。甘草是一種常用藥，生甘草具有清熱解毒的作用，所以常和其他藥物相互配伍使用，這是為了讓一些原本峻猛的藥效能和緩一些，以防止太過。正是因為甘草其藥性和緩，能調和諸藥，所以，在許多處方中都由它「壓軸」。李時珍在《本草綱目》中說：「諸藥中甘草為君，治七十二種乳石毒，解一千二百草木毒，調和眾藥有功，固有『國老』之號。」

甘草生用能清熱解毒，不過將其炮製之後，則變成溫性的了，能補陽。而且這種補益功效仍是非常和緩的，不至於助火，所以無需擔憂火熱邪氣困擾。炮製甘草一般是用蜂蜜烘製，補陽的同時兼有滋陰之功，這樣一來也就具有濕潤之性，所以補肺陽但不會導致肺燥，可謂妙用。

當然，炙甘草不僅能補肺陽，還能補心陽。元代王好古撰寫的一部藥學著作《湯液本草》中記述「生用大瀉熱火，炙之則溫能補上焦中焦下焦元氣」，其中的上焦指的實際上就是心肺。

炙甘草可以說是一味補陽妙品，建議陽虛的人一定要好好將其利用起來，助身材好，身體安。

中醫名家小講堂

生甘草和炙甘草藥用功效是不同的，痰濕體肥者與陽氣不足有關係，所以應用炙甘草。這是因其性溫熱，可助陽除濕。

推薦藥膳

炙甘草茶

材料　炙甘草 6 克，小麥 15 克，紅棗 6 顆，酸棗仁 10 克。

作法　小麥、炙甘草、紅棗、酸棗仁洗淨，放到砂鍋中，加適量清水，大火燒開，轉小火煮 20 分鐘，去渣，代茶飲。

功效　益氣養血，安神寧心。焦慮憂鬱、睡眠不安、疲勞、自汗者用之尤其適宜，有較好的補益作用。

注意　煎煮甘草的時候不要用鐵鍋，以防影響到藥效。

草耆龍苓粥

材料　炙甘草、黃耆、龍眼肉各 10 克，茯苓粉、白米各 50 克，白糖少許。

作法　炙甘草、黃耆、龍眼肉洗淨，白米淘洗乾淨，將上述四味放到砂鍋中，加茯苓粉、適量清水，大火燒開，轉小火熬到粥爛熟，加入適量的白糖調味即可食用。

功效　補氣安神，對於心悸、胸悶氣短皆有較好療效。

注意　每天食用 1 劑即可。

第四章　人人自帶「瘦身藥」，「補陽穴」讓胖人凹凸有致

有些穴位也具有較好的補陽功效，對這些穴位進行刺激，可以壯陽、溫通經絡、理氣和血、補虛益損。對於陽虛的胖人來說，經常對補陽穴位進行刺激，不僅能瘦身，還可以使人體正氣充足而減少各類疾病發生的機會，提高生命質量。

✦後背正中逆著推，補陽，燃燒脂肪

督脈總管一身的陽氣，對於陽虛導致的各種問題都有極好的調治作用。督脈循行於人體後背，所以只要逆著推後背就可以刺激督脈，進而發揮補陽作用。

有些胖人經常後背疼痛、頸部發酸、無精打采，之所以出現這些問題，也與陽氣不足有關。後背正中是人體督脈的所在地，統管人體的陽氣。中醫理論認為，通則不痛，痛則不通，若是陽氣不

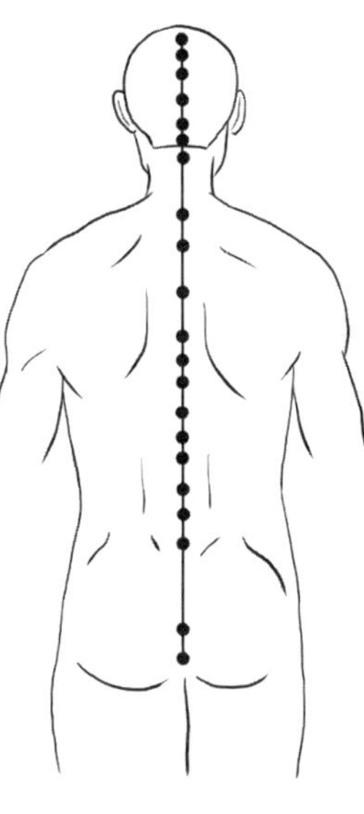

督脈

足，督脈氣血循環不暢，甚至氣血瘀滯，自然就會引發後背疼痛。

可以說，**不管是對於胖人，還是對於瘦人，陽氣都至關重要。陽氣決定著人的健康程度與生命質量。**陽氣足則體健，陽氣弱則體衰，陽氣竭則身亡。不管是身體保健的需要，還是瘦身的需要，都有必要保持一身陽氣充盈。如果一身之陽不足，就要將耗損的陽氣補回來。**補陽有一個非常簡單的方法，即逆著推後背**，可以重點推後背正中，此方法補陽療效甚好。

根據中醫理論，逆為補，順為瀉，如果火氣大，可以順著推，陽不足時逆推才會有較好療效。後背正中央是督脈循行處，逆著推可對督脈進行刺激，發揮較好的補陽作用。逆著推後背正中，疏通督脈，有利於陽氣生發，補充陽氣。

推完後，若想加強補陽療效，可以將熱水袋用毛巾包裹，放到後背上，也可以把剁碎的生薑，用熱毛巾包起來，放到大椎穴上，進一步激發督脈中的陽氣。陽氣不足，會導致水濕內停，影響脾胃的消化吸收功能，進一步加重肥胖，所以除逆推後背外，也不妨兼顧一下足三里、中脘、內關、關元、命門等穴位，盡快補陽，將身體中的水濕毒素運化出去。

後背經常疼痛的胖人推後背的同時，還應知曉為什麼現代人陽虛的越來越多。現代人生活壓力大，經常處於思慮和不安中，這是耗損陽氣的一個原因。另外，一些不良嗜好，諸如熬夜、食用冷飲也會耗損陽氣。加上天氣熱的時候，人們經常置身於空調屋內，冷氣大。中午的時候又習慣趴在桌子上睡覺等，這些因素都會使陽氣過早虛衰。規避這些不良的生活習慣，才會補足陽氣，最終達到瘦身強身的目的。

助陽減肥課堂

逆著推後背

操作時塗抹一些按摩油（少量凡士林亦可），用手部的大小魚際穴的部位緊貼背部，逆著推後背，直至後背發熱。逆著推後背時要注意保暖，推完後馬上穿上衣服，喝點熱水後，適當休息。

中醫名家小講堂

至陽穴是督脈上陽氣最盛的地方，該穴在後正中線上，第7胸椎棘突下凹陷中。陽氣虛的胖人不妨艾灸此穴位，具有較好的補陽功效。將艾炷點燃，對準穴位，距離皮膚3～4公分，懸空溫灸，灸到穴位有酸脹麻的感覺即可。

✦「命門穴」多按，命門火旺，腰腹美

命門穴是人體長壽穴位之一，有補腎陽功效，經常按一按，腰好身體更好。

命門穴位於腰部，平常對這個穴位進行刺激可促進腰部的氣血循環，有助於改善腰膝酸軟、疼痛等症狀。這是刺激命門穴的好處之一。

刺激命門穴，也有助於減肥瘦身。中醫理論認為，**命門穴是腎陽潛藏之地，火力足。命門之火是全身陽氣之根，對全身各臟腑的生理活動有溫煦、推動作用**，正因為命門之火的重要作用，所以中醫有「五臟之陽氣，非此不能發」的說法。若久病傷腎、年老腎虧、房事過度等導致命門火衰，就會出現一系列陽虛症狀，如精神委頓、腰酸、肢冷、陽痿、滑精、小便清長、黎明洩瀉、水腫等。

命門之火對脾陽有溫煦作用，倘若命門之火不足，脾陽失去強有力的補充，自然脾陽也會不足。脾陽虧虛，水濕不能運化，會引發肥胖。雖然肥胖與脾不得健運有直接關係，但有時候命門火衰往往是主要原因。減肥需要補陽，補陽就要補養命門之火。用手掌來回擦命門穴就是壯陽之道。按摩命門穴，如果再加上關元、氣海等穴，效果會更好。

養腎有一些非常簡單又比較容易操作的方法，其中之一就是刺激腰上的穴位，諸如刺激命門穴。也可以經常活動腰部，鬆胯、轉腰、俯仰等運動，尤其是腰膝酸軟者，更要堅持，有較好的補腎強腰功效。這裡介紹一個腰部活動方法。

兩腿分開，與肩同寬，兩手側平舉。吸氣，將腰慢慢向左轉，保持一會兒。呼氣，動作還原。然後再向右轉，動作相同。如此連續做三十次左右。做完後，閉目，放鬆。也可以經常用拳頭敲打腰部強腎。

活動腰部能疏通腰部的氣血運行，發揮健腎強腰的作用。而刺激命門穴能強腎，一方面是因為促進了腰部的氣血循環使腎得養，另一方面是因為強大了命門之火。

倘若肥胖之人體寒嚴重，除了按摩命門穴，也可以吃一些偏溫燥的食物，有較好的助陽功效。

助陽減肥課堂

命門穴和腹部的神闕穴，也就是肚臍眼，是前後相對的。命門穴在後背的正中線上，與肚臍處於同一水平線上。下面介紹兩種命門穴的刺激方法。

1. 按摩命門穴

命門穴在第二腰椎棘突下凹陷中。把雙手搓熱，將手掌放到穴位所在處，順時針按揉，也可以用大拇指進行按揉，每次五～十分鐘。

2. 艾灸命門穴

將艾條的一端點燃後，距離皮膚二～三公分艾灸，使局部有溫熱感而不灼痛為宜，每次灸至局部皮膚產生紅暈，每週灸一次。

適當運動也可生陽。不過冬天天氣寒冷，運動應考慮天氣因素。運動前要適當熱身，以不出汗為宜，以免陽氣外洩。倘若出汗的話，要把汗水擦乾，穿上外套等保暖衣物，以免邪氣入侵。

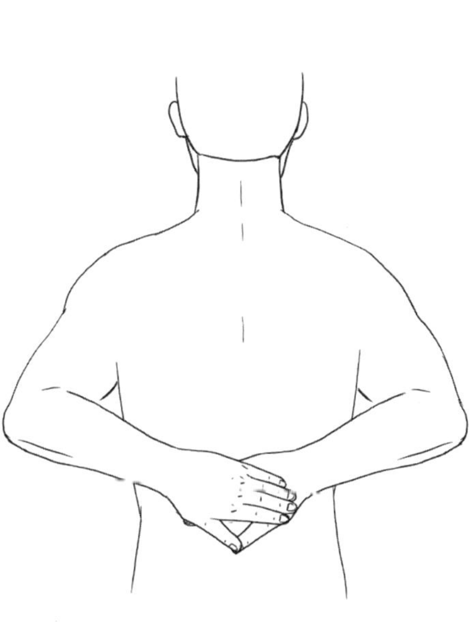

按摩命門穴

中醫名家小講堂

艾灸過程中要注意精神集中，不要在施灸時分散注意力，以免艾條移動，效果不佳，另外也要預防燙傷。

助陽食物

食物種類	具體食物
蔬菜類	生薑、韭菜、辣椒、南瓜、胡蘿蔔等。
畜禽肉類	羊肉、鹿肉等。
水產類	蝦、黃鱔、海參等。
調料類	花椒、薑、茴香、桂皮等。
果品類	荔枝、櫻桃、龍眼、栗子、核桃等。

✦ 關元穴、氣海穴常摩，陽氣足，小肚腩漸消

關元穴、氣海穴皆是強壯身心的要穴，對這兩個穴位進行刺激，可溫補陽氣、理氣化濕、增強脾胃的生理功能。長時間堅持，痰濕得除，就能輕鬆告別小肚腩。

脾胃的陽氣不足，就不能把身體內的水代謝出去，而成為痰濕。痰濕內停，就容易出現大肚腩。化解「痰濕」，要陽氣作為動力。因此，**除掉大肚腩有一個簡單途徑，就是養陽**，養好一身陽氣，輕鬆除掉大肚腩，可以刺激關元穴和氣海穴。

1. 關元穴

關元穴有很多別名，諸如丹田、下紀。說到丹田，很多人可能都聽說過。丹田是中醫非常重視的一個穴位，諸如練習功法的時候意守的穴位就是丹田，也就是關元穴。關元穴在前正中線上，臍下三吋處。對這個穴位進行刺激，能補陽。

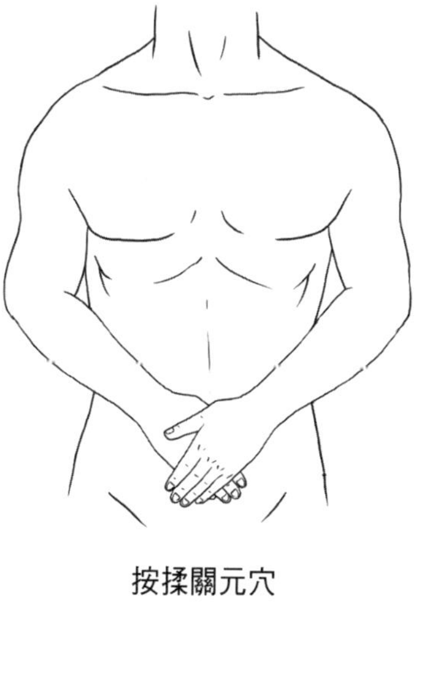

按揉關元穴

根據中醫理論，之所以從古至今，醫家都非常重視此穴位，不管是按摩還是意守都離不開關元穴，是因為此穴位是元氣潛藏之地。元氣，也就是先天之本的腎氣。**腎氣中的腎陽也稱真火，是一身陽氣之根本**。腎陽可溫煦脾陽，向脾注入火力。刺激關元穴能激發腎氣以溫煦脾陽，有助於解決脾陽虛導致的水濕不得運化所出現的大肚腩。另外，到了中年還會出現小腹鬆垮的問題，通過刺激關元穴能發揮陽氣的升提作用，也會使小腹更緊致。

2.氣海穴

氣海穴也是一個強壯身心的要穴，位於下腹部，前正中線上，當臍中下一點五吋。對於氣海穴的保健養生功效，前人有「**氣海一穴暖全身**」的說法。此穴位所在處氣足，所以對其進行相應刺激，可溫陽益氣、化濕理氣，還能強正氣。刺激氣海穴也能助陽，進而達到去脂肪、消水腫、輕鬆除掉小肚腩的目的。

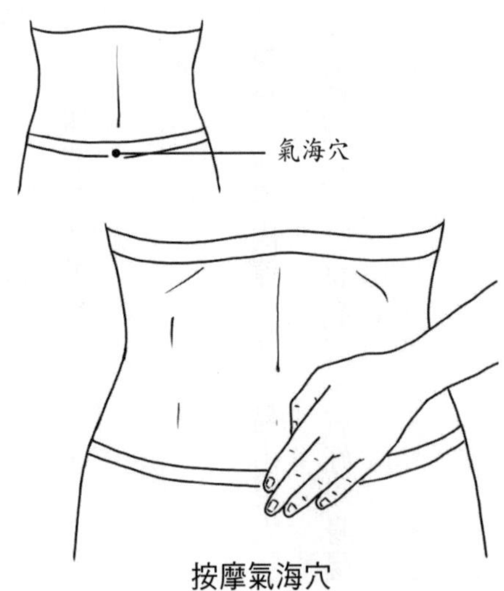

按摩氣海穴

助陽減肥課堂

1. 按摩關元穴

仰臥位，用手掌在關元穴上有節律地按摩，循序漸進，注意用力適中，每次按摩以十分鐘為宜。

2. 艾灸關元穴

仰臥在床上，暴露關元穴，將艾條點燃後，在距關元穴約三公分處施灸，每次灸十～十五分鐘，以灸至局部稍有紅暈為度，隔日或三日一次，每月十次為宜。

3. 按摩氣海穴

兩手相疊，掌心緊貼於氣海穴，順時針按揉十分鐘，或者是按摩至有熱感即可。

中醫名家小講堂

陽氣是決定人生長壯老死的重要條件，所以陽氣不能虛。但隨著年紀的增長，陽氣日漸不足，著名的養生學家竇材所著的《扁鵲心書》中記載：「……年四十陽氣衰而起居乏；五十體重，耳目不聰明矣；六十陽氣大衰，陽萎，九竅不利，上實下虛，涕泣皆出矣。」對於中老年人，即便不是肥胖者，也應適當艾灸關元穴、氣海穴來補陽氣。

4.艾灸氣海穴

將艾條點燃，對準氣海穴。艾條與穴位的距離剛開始可保持在一～二公分，隨著艾條燃燒的逐漸充分和溫度的升高，距離可調整為二～三公分。可隔日艾灸一次。

✦「中脘穴」掌揉，健脾助陽全身瘦

中脘穴位於上腹部，前正中線上，臍上四吋處，是任脈與手太陽小腸經、手少陽三焦經、足陽明胃經四條經脈的會聚穴位，具有健脾和胃、補中益氣之功。

倘若有消化系統疾病，如腹脹、腹瀉、腹痛、反酸等，找中脘穴準沒錯。現在人們生活改善了，攝入的膏粱厚味多了。雖然食物日益豐盛了，但飲食往往不規律，吃得好、吃得多、吃飯時間不固定成了當下人們生活的常態。尤其是年輕人，更是如此。這些生活習慣最損傷脾胃，還會導致肥胖。

中脘穴位於人體上腹部的前正中線上。這個穴位能促進消化，增強脾胃的動力，發揮健脾助陽的功效。長期按揉有助於改善脾胃功能，對脾胃疾病有較好的防治作用。如唐代孫思邈所著的《千金方》中說：「中管、承滿，主脅下堅痛。」宋代王執中在《針灸資生經》中說：「中脘、三陰交，治食不化；霍亂

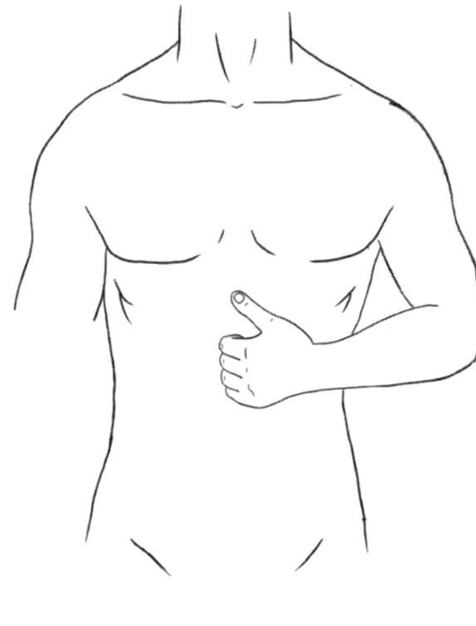

按揉中脘穴

吐瀉，須先中脘而後水分可也。」從這些中醫經典古籍的論述中，不難看出中脘穴的妙用之處。

脾陽強大，脾運化水濕的動力也就足了。脾能將蘊結於肌膚中經久不去、性黏膩的痰濕運化掉，肌膚清爽，體重減輕。脾陽上升，耳目清明，精神自然跟著好起來。脾陽是動力，也是營養的轉化者、輸送者，所以脾陽足，不僅能讓身體更有勁兒，還能讓人氣色好，身體棒。

助陽減肥課堂

1. 掌揉法

雙掌重疊或單掌按壓在中脘穴上，順時針進行按揉，帶動皮下的脂肪、肌肉等組織做小範圍的環旋運動。每次可以按揉五～十分鐘。力度不可過大，以免出現疼痛和噁心。

2. 拇指按揉法

以拇指指腹施力，順時針進行按揉，每次可按揉十～十五分鐘，應長期堅持。

中醫名家小講堂

增強脾胃功能，防治脾胃疾患，可以利用好「三劍客」，即上脘、中脘和下脘三穴。三穴分別位於臍正上5吋、4吋和2吋。利用好這「三劍客」，可以對脾胃層層保護，讓各種脾胃病無法侵入。平時工作累了，或晚上吃完飯看電視時，都可以用手輕輕按摩腹部的上、中、下脘三穴，對養護脾胃有較好效果。身有痰濕邪氣者，除了經常按揉外，用熱水袋在這三個穴位處進行熱敷，也能取得很好的效果。

✦「足三里穴」常灸，補陽健康瘦

足三里穴是「足陽明胃經」的主要穴位之一，是一個強壯身心的要穴。艾灸足三里穴，有助於調節身體免疫力、增強抗病能力、調理脾胃，進而達到減肥瘦身的功效。

脾胃不能正常消化吸收，體內的氣血虧虛，對身體的滋養能力下降。從這點來說，身體實際上是缺少營養的，脾胃是需要補益的。之所以吃點東西就胖起來，一方面是源於所攝入的食物是涼性的，或者是膏粱厚味，攝入後加重脾胃負擔，痰濕內生加劇；另一方面是水穀精微對身體的滋養作用下降，正氣進一步耗損。正氣不足，邪氣日旺，身體處於水深火熱之中。

肥胖之人，飲食上要清淡、溫熱，這樣做是在養脾胃之氣，在不增加脾胃負擔的情況下，讓正氣足起來。除了在飲食上有講究，還應經常艾灸足三里穴。足三里穴對寒熱皆可調，只要是脾胃出現問題了，就去找足三里穴。對此，《黃帝內經．靈樞．五邪》中說：「邪在脾胃，則病肌肉痛，陽氣

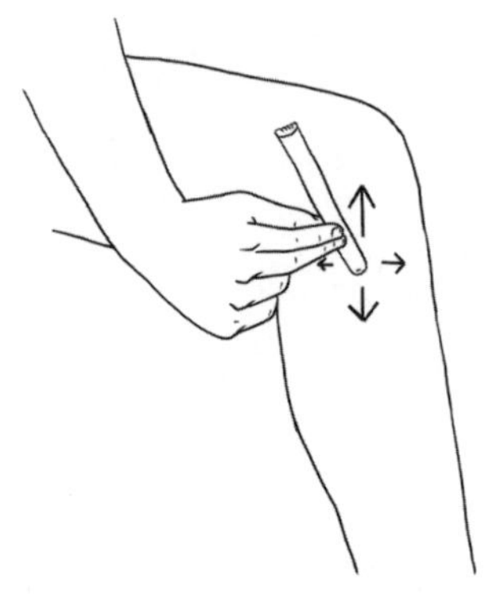

艾灸足三里穴

有餘，陰氣不足，則熱中善飢；陽氣不足，陰氣有餘，則寒中腸鳴腹痛。陰陽俱有餘，若俱不足，則有寒有熱。皆調於足三里。」

可見，足三里穴是一個既可以除熱，又可以溫陽的穴位，不管是脾胃出現何種問題，足三里穴都能解決。對足三里穴進行刺激，能補氣生血、補腎益精、強壯身體。脾胃之氣足了，氣血充實，精神好，身體有勁兒，抵抗能力強。即便是身體肥胖，也不容易患病。

對足三里穴進行艾灸能補氣血、強身體，改善肥胖體虛，還能燥化脾濕、生發胃氣。脾濕內停是引發肥胖的關鍵因素，經常對足三里穴進行刺激，就可以將濕除掉，除濕的同時兼養正氣，可謂一舉兩得。不僅除了邪氣，還能從根本上解決引發肥胖的關鍵問題，治標更治本。

總之，對足三里穴進行刺激好處多多，能調節身體免疫力、增強抗病能力、調理脾胃、補中益氣、通經活絡、疏風化濕、扶正祛邪。用足三里穴減肥，比較有效的方法是艾灸。俗話說：「若要安，三里常不乾。」這句話的意思即為如果想要身體安康，就要使足三里穴常常保持濕潤的狀態。

古人經常艾灸足三里穴，並且採用的是瘢痕灸。唐代著名詩人白居易對此還曾寫過這樣的詩句：「至今村女面，燒灼成痕瘢。」所謂的瘢痕灸法，又稱化膿灸，其操作方法為以艾炷直接灸灼穴位皮膚，漸致化膿，最後形成瘢痕。唐代醫家陳延之在其所著的《小品方》中指出：「灸得膿壞，風寒乃出；不壞，則病不除也。」可見，古人認為只有採用瘢痕灸法，風寒邪氣才能除，身體才能安。瘢痕灸法雖然有較好的除邪祛病功效，但疼痛感強，患者一般難以忍受，另外操作時應嚴格消毒，否則容易感染，所以不適宜家庭自療時使用。

家庭自療，一般可採用溫和灸的方法。當然，也可以經常對此穴位進行按摩，療效也甚佳。總之，**要瘦身，要健康，要長壽，就要利用好足三里穴**。

「胃中寒，心腹脹滿，胃氣不足，聞食臭腸鳴，腹痛食不化，此穴諸病皆治，及療食氣水氣，蠱毒痃癖，四肢腫滿，膝酸痛，目不明，五勞七傷，胸中瘀血，乳癰。」以上是宋代劉真人所著的醫書《針灸神書大成》裡面對這個穴位作用的論述。

艾灸足三里穴減肥課堂

1. 直接艾灸

足三里穴在小腿前外側，當膝眼下三吋，距脛骨前緣一橫指。將艾條點燃，距穴位三公分處施灸，局部有溫熱舒適感，固定不動，每次艾灸十～十五分鐘，隔日艾灸一次。

2. 雀啄灸

施灸時，將艾條點燃的一端對準足三里穴，一上一下活動地懸灸。另外也可均勻地上下或左右移動或反覆旋轉施灸。

中醫名家小講堂

灸療可溫陽補虛，灸足三里穴可使脾胃氣常盛，有助於減肥瘦身。雖然艾灸足三里穴有較好功效，但艾灸過程中注意不要燙傷。倘若燙傷，產生灸瘡，一定不要把瘡搞破，以防感染。如果已經破潰感染，要及時使用消炎藥。

✦「腎俞穴」常拔，補足「先天」，身材更顯年輕態

腎虛也可以導致肥胖，所以腎虛者、中老年人要重視補腎，預防腎虛的發生。防範腎虛、遠離肥胖可以常拔「腎俞穴」，以補元氣，使腎不虧。

有些人出生的時候並不胖，身材比較好，但是後來體形卻越來越臃腫。尤其是中年人，將軍肚凸起，身上的贅肉越來越多。他們自嘲發福了，但實際上這卻不是福氣，往往是腎虛的表現。

腎陽也稱為真陽，是一身陽氣之根本所在。腎陽不足則人體各項功能衰退，進而導致代謝失常，這是腎陽虛導致肥胖的第一個因素。腎陽對各個臟腑有溫煦作用，對各個臟腑的陽氣有滋生作用。腎陽不足，不足以助脾陽，痰濕內停，瘀結於肢體肌膚，引發肥胖，這是腎陽虛導致肥胖的第二個因素。這即是中醫所講：「寒則凝，凝則聚，聚則肥。」

津液內停，成為痰飲，會引發肥胖，而腎主水，一旦腎主水的功能異常，也會引發肥胖。如《黃帝內經．素問．逆調論》中說：「腎者水臟，主津液。」腎陽虛，水濕運化無權，加重體內濕濁，瘀脂泛於皮膚自然就會肥胖。

腎中精氣足，肌膚白淨，容貌姣好；一旦腎中精氣虛衰，容貌、臟腑都會走下坡路。腎精不足會導致腎陽虛弱，引發肥胖，加速衰老，導致疾病，所以需要補先天不足，助後天身體安康。補先

天不足，可以經常刺激腎俞穴。腎俞穴是臟腑精氣輸入腰背部的穴位，與臟腑功能有密切關係。明代著名醫家張介賓在《類經》中說「十二俞皆通於臟氣」。**腎俞穴是補穴，是調節臟腑功能、振奮人體正氣的要穴**，所以用好腎俞穴可增強相應臟腑的生理功能，防治臟腑疾患，諸如耳聾、耳鳴、久咳、哮喘，以及男性陽痿、早洩、遺精、不育，女性月經病、不孕、子宮脫垂等。

腎俞穴位於腰部，第二腰椎棘突下，旁開一點五吋。該穴可以激發腎的功能，對其進行刺激可以補充腎中元氣，進而燃脂瘦身，祛除疾病。對於腰痛也有顯著的改善作用。現代人出於工作需要，經常坐著，這樣腰部容易僵硬，氣血容易瘀滯，引發腰痛。腰為腎之府，腰出現問題也可以導致腎虛。建議上班族經常按摩一下腎俞穴，達到強腰強腎的目的。

在腎俞穴上拔罐能促進血液循環，激發精氣，調理氣血，補充腎陽，進而達到減肥的目的。有人認為，拔罐的時間越長，瘀青越嚴重越好，實際上如果火罐吸附力過大，拔罐的時間過長，容易損傷肌膚，是不可取的。拔罐要以不損傷皮膚為度。另外還要注意，妊娠女

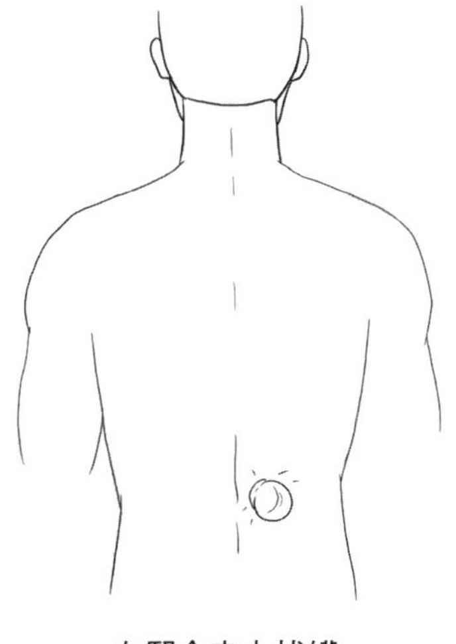

在腎俞穴上拔罐

性的腹部和腰骶部禁用拔罐；兒童的皮膚比較嬌嫩，拔罐時間不宜過長；過度疲勞、飢餓、大渴、醉酒的情況下不適合拔罐；皮膚有炎症或是潰破、有出血傾向疾病的患者不宜拔罐；拔罐的房間溫度要適宜；拔罐後要適當休息。

對腎俞穴進行按摩或者敲打，也具有較好的補腎作用。這裡教給大家一種補腎功法，這種功法不但有助於舒展形體，還充分利用了腎俞穴的補腎作用。放鬆站立，雙腳與肩同寬；兩臂平舉，然後緩緩向上抬起至頭頂上方，掌心朝上，向上作托舉狀。在這個過程中可以充分吸氣，稍作停頓後，兩手臂側平舉，呼氣。保持均勻自然的呼吸，將雙手移到身後握拳，擊打兩側的腎俞穴，共三十下。擊打後，恢復站姿，全身放鬆。

助陽減肥課堂

腎俞穴拔罐

穴位及周圍皮膚消毒後，用閃火法在穴位上拔罐，留罐十～十五分鐘，每日一次。拔罐後要注意保暖，適當休息。

中醫名家小講堂

冬天萬物封藏，與腎氣相應，所以冬天要重視養腎氣。至於冬天如何養腎氣，唐代醫家孫思邈說：「冬欲早臥晏起，皆益人。凡冬月忽有大熱之時，夏月忽有大涼之時，皆勿受之。人有患天行時氣者，皆由犯此也，即須調氣息，使寒熱平和，則免患也。每當臘日，勿歌舞，犯者必凶。」可見，冬天養腎氣的關鍵舉措為避寒就溫。所以冬天要注意保暖，防止腎陽受損，虛寒內生，寒凝而肥。

第五章　胖人有難言之隱，補陽讓人瘦身與健康雙豐收

胖人不敢吃不敢喝，經常擔心體重會繼續上升，也擔心富貴病的發生，這些擔憂經常使胖人心神不寧。對於陽虛的胖人來說，與其擔憂不已，不如積極行動起來，將一身陽氣補足，這樣不但身材好，免疫能力強，疾病也不容易找上自己，真是一件兩全其美的好事。

✦濕熱便溏，「薏仁赤小豆湯」補陽除濕

薏仁赤小豆湯可除濕熱，養護脾胃，改善濕熱困脾導致的各種不適。濕熱一除，陽氣得充，確是一道食療佳品。

便溏、頭重如裹都是體內有濕的典型症狀。如果濕邪嚴重，還會出現大筋萎縮變短，小筋鬆弛變長，導致肌肉痿弱無力，影響其正常功能。時間長了，還會導致陽氣衰竭，從這點來看除濕實際上就是補陽。

對於體形肥胖、大腹便便之人來說，身體不舒爽，精神不佳，不利於日常生活的進行。所以，不管是為了減肥，還是為了健康，都有必要除濕。中醫除濕有三種方法——芳香化濕、清熱燥濕和利水滲濕。

中醫除濕法

方法	相關介紹	主要症狀	常用中藥
芳香化濕	倘若濕邪在上焦（從咽喉至胸膈部分）或在表，可以用氣味芳香、性偏溫燥的中藥來疏表化濕。疏表指疏解表邪，又稱汗法、解表法。芳香能助脾健運，燥可以去濕，故有芳香化濕、辟穢除濁的作用。	頭重而脹、肢體沉重疼痛、口中黏膩、不口渴、苔白膩等。	蒼朮、厚朴、藿香、砂仁、草荳蔻、佩蘭、扁豆花等。
清熱燥濕	用苦寒的中藥祛除體內濕熱邪氣的方法。苦能燥濕，寒能清熱，用於濕熱內蘊或濕邪化熱的證候，可用於濕阻中焦、脾胃不和所致的病症。	心煩口苦、小便短赤、洩瀉、痢疾、黃疸、關節腫痛。	黃連、黃芩、黃柏、澤瀉、車前子、車前草、冬瓜皮、茵陳蒿、赤小豆等。
利水滲濕	用能滲利水濕、通利小便的一類藥物來除濕，有利水消腫、利尿通淋、利濕退黃等功效。濕與熱所致的各種濕熱證也可用利水滲濕藥治療。部分藥物還兼有健脾止瀉、行滯通乳、清熱逐痺等作用。	水腫、便溏等。	茯苓、豬苓、薏苡仁、蟋蟀等。

以上這三種方法是除濕的常用方法。濕重則宜利濕，熱重還要兼顧清熱。對於體虛肥胖者，倘若有水腫、便溏、腹脹、納呆、發熱、身重等，則表明濕熱重，這種情況下可經常用薏仁赤小豆湯進行食療。這道湯飲利水清熱兼顧，對付濕熱邪氣毫不留情。

1. 薏苡仁

薏苡仁，也叫薏仁，是常見的藥食兩用之品。對於薏苡仁良好的保健養生功效，桂林地區有首民謠這樣唱道：「薏仁勝過靈芝草，藥用營養價值高，常吃可以延年壽，返老還童立功勞。」

生薏苡仁長於利水滲濕，常用於治療濕邪內停導致的小便不利、水腫、腳氣等症。因其偏於寒涼，所以也能清熱，但主要功效為利水。生薏苡仁經過炮製後有一般有兩種，即炒薏苡仁和麩炒薏苡仁。

炒薏苡仁是取淨薏苡仁用小火炒，至微黃色、鼓起時取出，放涼即可。炒薏苡仁略有焦斑，微香。麩炒薏苡仁即鍋熱後先撒入麥麩（小麥磨面過籮後剩下的種皮，亦稱「麩皮」），加熱到冒煙時，加入薏苡仁，炒至表面呈黃色、鼓起時取出，篩去麥麩後放涼即可。其中麥麩用量為薏苡仁的十分之一。用麥麩炒出的薏苡仁略有香氣。

生薏苡仁經過炮製後，有了香氣，能疏肝解鬱，比較適合肝鬱不舒、脾胃不和的人用於調理。

相對於生薏苡仁，炒薏苡仁除濕功效更強，而麩炒薏苡仁更偏重於健脾。如果是脾胃不好，總是吃不下東西，或者是吃點食物就腹脹，就需要重點健運脾氣，用麩炒薏苡仁即可。

2. 赤小豆

赤豆，中藥名為「赤小豆」，不僅是美味可口的食物，而且是醫家治病的妙藥。中醫理論認為赤小豆善於清熱利水。赤小豆為紅色，根據中醫五行理論，紅色入心，因此它還能補心。現代人精神壓力大，心氣虛，脾虛濕盛，所以有必要心脾兼顧。補心、健脾胃、除濕熱，非赤小豆莫屬。

除食療方外，其他防濕除濕措施也很重要。尤其是夏季，要做好各方面的防濕熱措施。諸如經常開窗通氣，不要穿濕衣，運動出汗要及時擦乾，房間裡面可以放些梔子花、茉莉花，利用芳香化濁除濕等。另外，夏天不要多吃生冷、油膩、過甜或味過重的食物，以防體內濕氣加重。

中醫名家小講堂

此湯可利尿，尿多者不宜多吃。另外，體瘦的人不要經常食用。在煮此湯飲的時候，如果要放糖宜少放，減少熱量攝入。糖最好用紅糖。

推薦藥膳

薏仁赤小豆湯

材料　薏仁（炒）和赤小豆各一小把。

作法　薏仁淘洗乾淨；赤小豆洗淨；薏仁和赤小豆放到砂鍋中，加適量清水，大火燒開，轉小火熬 10 分鐘，關火，燜 30 分鐘；再開火，煮至鍋中水再次沸騰後，最後煮 3 分鐘，關火燜 30 分鐘即可；將湯濾出當水喝。

功效　除濕熱。

注意　赤小豆、薏仁等需要提前浸泡。

✦愛出汗，「紅棗黃耆湯」補陽固表止虛汗

愛出汗與衛陽虛有關，調理時應補脾胃之氣，以此來實衛陽。實衛陽可經常喝點「紅棗黃耆湯」，有較好的補陽固表功效。

出汗是一種正常的生理現象，有調節人體體溫的作用，同時還有助於身體毒素的排出。正常情況下，**適當出汗有益於身體健康**。這也是運動後出了一身汗，身體不會出現不適，甚至感到清爽的原因所在。

但經常大汗淋漓，甚至出虛汗，則是身體有恙的表現。這裡要說一下出虛汗和盜汗的區別。體質虛弱的人或慢性疾病患者，在安靜狀態下，無原因在全身或局部出汗，甚至大汗淋漓，就是中醫所說的出「虛汗」。中醫所說的盜汗是以入睡後汗出異常，醒後汗洩即止的症狀。盜汗嚴重時，患者還會出現潮熱、五心煩熱、頭暈、消瘦、疲乏不堪等症狀。不管是出虛汗還是盜汗，都不利於身體健康。

中醫認為汗也是身體裡面的津液，諸如《黃帝內經・素問・宣明五氣》中說：「五臟化液，心為汗。」明代著名醫家張介賓所著的《類經》中說：「心主血，汗者血之餘。」

適當出汗能清熱，除寒濕邪氣，但經常出汗將導致精氣耗傷，出現精神倦怠、臉色蒼白、四肢乏

力、不思飲食、容易感冒、失眠多夢等症。對於小孩子來說，如果經常出汗，還會影響身體發育，甚至智力遲緩。所以，不管是孩子還是成人，倘若出虛汗或者是盜汗都要及時進行調理，以防惡化。

有些人之所以經常出虛汗，系衛氣不固所導致。中醫理論認為，衛氣由飲食水穀所化生，能夠溫煦皮膚、腠理、肌肉，護衛肌表，防止外邪入侵。

中醫理論認為，人出虛汗，原因在於衛氣虛，中醫稱為衛氣不固，也稱為表氣不固。根據中醫「虛則補之」的法則，解決出虛汗問題，關鍵是補衛氣，以此達到益氣養陰、固表止汗的目的。當然，這種方法不僅適用於出虛汗，也適用於盜汗。不過在治療盜汗時，除了要補衛氣，還應兼顧滋陰。衛氣虛可用「紅棗黃耆湯」來調理。

中藥黃耆是補氣佳品，可溫養脾胃，對中氣不振、脾土虛弱、清氣下陷者最宜。另外，黃耆能補三焦，實衛氣，不令虛汗出。黃耆不僅能夠有效改善脾胃虛弱、氣短乏力等症，還能提高人體免疫力，增強抗病能力。

黃耆用於固表，一般常和紅棗搭配。紅棗一方面能夠緩和黃耆藥性，保護脾胃不受傷害；另一方面紅棗也可補氣血、滋補脾胃，黃耆和紅棗並用還有助於加強補中氣、實衛氣的功效，顯著增強免疫力。

中醫名家小講堂

紅棗被視為良好的滋補品，具有益心潤肺、和脾健胃、益氣生津、補血養顏諸多功效，身體虛弱者可常食。《本草綱目》載：「棗味甘性溫，……甘能補中，溫能益氣。」經常食用紅棗，對於脾胃虛弱、氣虛不足導致的面色萎黃、失眠、倦怠乏力等都有較好的改善作用。

推薦藥膳

紅棗黃耆湯

材料 黃耆、紅棗各 15 克。

作法 黃耆洗淨；紅棗洗淨；黃耆和紅棗放到砂鍋中，加適量清水，大火燒開，轉小火熬 1 小時，食棗喝湯，每日 1 劑。

功效 固表止汗，補陽。

注意 為了讓紅棗的營養充分釋放出來，可以將紅棗拍碎熬湯。

✦「蘿蔔羊肉湯」搭配得當，補陽消脂不上火

蘿蔔是老百姓的家常保健品。蘿蔔本身性寒，但與其他具有溫熱性質的食物搭配，不僅能除邪，助脾胃消化，同時還能助陽。

蘿蔔，民間也將其稱為「土人參」，可以看出蘿蔔的保健養生功效同樣不可小視。對於蘿蔔的保健養生功效，元代詩人曾寫過這樣的詩句：「熟食甘似芋，生吃脆如梨。老病消凝滯，奇功真品題。」明代著名的醫學家李時珍對蘿蔔也是十分推崇，這位養生大家甚至主張每餐必食蘿蔔，其在《本草綱目》中提到，蘿蔔能「大下氣、消穀和中、去邪熱氣」。從《本草綱目》的論述中不難看出，蘿蔔能下氣，能除邪熱之氣。

平時人們比較忙碌，也沒有太多時間關注飲食，不過到了節假日則大吃大喝，導致脾胃很受傷，於是出現腹脹、腹痛等問題。這一方面是因為吃得太油膩，食物得不到很好的消化，鬱積胃中，生出邪熱之氣，從而引發胃痛。另一方面，脾胃是相互合作的，其中脾氣主升，將水穀精微布散到身體各處，從而發揮滋養作用；胃氣主降，進而促進經消化吸收之後的糟粕向下循行。若是飲食不節，必將導致脾胃升降功能失常，脾氣不升，胃氣不降，脾胃之氣鬱結，就會腹脹、腹痛。

一方面蘿蔔性寒能除胃熱，另一方面蘿蔔能順氣，從而有助於解決腹脹的問題。可見，蘿蔔確

實是一味佳蔬。也正是因為如此，老百姓的飲食中經常不離蘿蔔，甚至還有「冬吃蘿蔔夏吃薑，一年四季保安康」、「吃著蘿蔔喝著茶，氣得大夫滿街爬」、「蘿蔔進城，醫生關門」這樣的諺語。

節日期間少不了大魚大肉，油膩食物吃多了，脾胃不好，消化系統疾病自然找上門來，這種狀況下不妨也將蘿蔔請上餐桌，將蘿蔔切成絲，放點醋和白糖，爽口又安身，胃脹、胃痛、便祕這些問題就可以迎刃而解。蘿蔔能解油膩、順氣、除身體中的毒素，常吃蘿蔔還可降低血脂，軟化血管，穩定血壓，預防冠心病、動脈硬化等疾病。此外，**蘿蔔還有一個非常重要作用，即化痰**，痰多的人也可以適當吃點蘿蔔來調理。

中醫名家小講堂

食用蘿蔔能助消化，還能除邪氣，深受老百姓的青睞。不過蘿蔔有順氣作用，所以在服用人參、西洋參、阿膠等補氣血的藥物時，不要同時吃蘿蔔，以免影響藥效發揮，起不到補益作用。

推薦藥膳

蘿蔔羊肉湯

材料 蘿蔔1,000克，羊肉500克，鹽、胡椒粉、生薑、料酒各適量。

作法 羊肉洗淨，去筋膜，切塊，用開水焯一下；蘿蔔去皮，洗淨，切塊；生薑去皮，洗淨，切片；將準備好的羊肉、蘿蔔、生薑放到砂鍋中，加適量清水，大火燒開，加適量料酒，轉小火燉到羊肉爛熟，加適量鹽和胡椒粉調味即可食用。

功效 助陽補精。

注意 羊肉事先用開水焯一下，以去腥臊味。

蘿蔔炒韭菜

材料 蘿蔔、韭菜、鹽、植物油各適量。

作法 韭菜洗淨，切段；蘿蔔去皮，洗淨，切絲；坐鍋點火，鍋熱後放入適量植物油，油熱後放入蘿蔔絲，煸炒片刻後放入韭菜，炒片刻加適量鹽調味即可食用。

功效 助陽補精。

注意 韭菜有「起陽草」的美譽，有較好補陽功效，最適合春天食用。

✦打呼，「花椒水」讓鼾聲減輕

陽氣不足，氣的宣發和肅降作用失常，就容易打呼。對於感受寒邪所導致的打呼，可以喝點花椒水來調理。

很多人對打呼往往不以為然，有些人甚至還認為打呼是睡眠好的表現，實際上打呼並不是睡得香，而是身體不健康的表現。打呼還可能誘發疾病的發生，諸如高血壓、心律失常、心肌梗塞、心絞痛等。有些人在睡覺的時候去世，往往就與此有關係。所以對於打呼不要掉以輕心。

打呼的原因很多，一種原因是肺寒。外感風寒邪氣或者經常攝入寒涼食物就容易導致肺寒。對此，《黃帝內經．素問．咳論》這樣寫道：「其寒飲食入胃，從肺脈上至於肺則肺寒，肺寒則外內合，邪因而客之，則為肺咳。」感受寒邪後，患者最容易出現咳嗽、打呼的症狀。

肺主一身之氣的宣發和肅降，只有肺的生理功能正常，一身之氣才能各行其道，正常運行。若是寒邪客肺，影響了氣的宣發和肅降，導致肺氣失宣，氣機不暢，就容易誘發咳嗽、打呼。

寒邪客肺所引發的打呼，一般還會有痰色白清稀、形寒肢冷、咳嗽胸痛、喘促、面色青白等症狀。根據這些典型症狀，患者可以自行判斷打呼是否由寒邪所導致。若是由寒邪所引發，可以採取以下措施除邪、助肺宣發。

1.少吃寒性食物

寒性食物滋陰降火，陰虛火氣大的人食用大有裨益。但若是身體裡面的寒氣比較重，再食用寒冷食物，必將導致寒氣加重。常見的寒性食物有空心菜、蒲公英、馬齒莧、苦菜、桑葚、甘蔗、梨、西瓜等。

2.適當喝點花椒水

花椒不僅是常用的調味料，也是一味除寒中藥。對於花椒的功效，《本草綱目》記載：「散寒除濕，解鬱結，消宿食，通三焦，溫脾胃，補右腎命門，殺蛔蟲，止洩瀉。」花椒水能除寒，客於肺中的寒氣得去，自然也就不會再打呼了。

寒邪客肺，往往會生痰。中醫認為：「脾為生痰之源，肺為儲痰之器。」身體裡面有痰與脾胃和肺關係很大。痰容易阻塞氣的宣發和肅降，從而導致打呼。為此，除寒的同時也要注意除痰飲，兩方面著手效果更好。除痰飲可以用陳皮。

陳皮不僅能使菜餚去腥添鮮，令甜品分外芳香，還有理氣、健脾、燥濕、化痰等作用。感受寒邪後，脾胃虛弱，食慾缺乏。這種情況下，用點陳皮是比較有好處的。陳皮有健脾開胃作用，可增強脾胃的生理功能，進而增強身體的免疫能力，讓身體正氣足，也有助於除寒。

除寒除痰飲，可以將花椒與陳皮共用，諸如可以用陳皮、花椒燉牛肉、羊肉等食用。

3.經常用花椒水泡腳

如果你接受不了花椒的味道，可以用花椒水泡腳，這也是一個不錯的除寒舉措。腳位於身體的最下方，一般寒氣都是從腳底侵入，所以泡腳是很有必要的。腳部穴位比較多，泡腳能舒筋活血、緩解疲勞。可以事先煮點花椒水，等其變溫後，用其泡腳，水若是變涼了，可以不斷往裡面添一些熱的花椒水，泡到微微出汗就可以了。除了花椒外，乾薑、桂枝同樣有除寒作用，聯合使用對於寒邪客肺導致的打呼療效甚好。

4.揉揉大椎穴

泡腳的同時，手不要閒著，可以搓搓大椎穴，能發散風寒。大椎穴在後正中線上，第七頸椎棘突下凹陷中。大椎穴是陽氣聚集之所，有振奮陽氣、抗禦外邪的作用。可以用手指按揉大椎穴，也可以搓揉，都能補陽。

寒邪客肺可導致打呼，另外脾胃功能失調也是

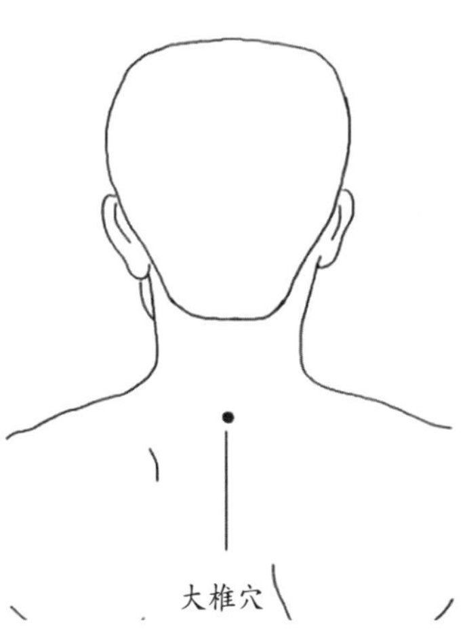

按揉大椎穴

打呼的主要原因之一。脾能運化水濕，脾胃功能失調，脾不能及時將水濕運化出去，就會形成痰飲。痰濁內生，阻滯氣機，睡覺時就容易打呼。為此經常打呼者要注意少吃膏粱厚味，以養脾胃。

金代李杲在其所撰寫的《脾胃論》中這樣寫道：「能食而肥……油膩，厚味，滋生痰涎。」痰濕不僅會導致氣的宣發、肅降失常，晚上睡覺的時候鼾聲不斷，也會導致體態臃腫。所以要想睡眠好、身材好，前提是脾胃的功能得好。飲食上要適當清淡，少食用生冷食物，避寒就溫。

中醫名家小講堂

除了身體方面的原因外，枕頭不適也可以導致打呼，為此要選擇適合的枕頭。枕頭不宜太軟也不要太硬，也不可過高，一般以一個半拳頭的高度為好。

推薦藥膳

花椒水

材料　花椒 10 粒。

作法　將花椒洗淨，放到杯子中，加適量開水，浸泡一會兒飲用。

注意　沖泡花椒水的時候要蓋上杯蓋，防止有效成分揮發出去。

功效　對防治打呼有效。

✦不孕，辨證用藥補陽，還你幸福人生

陽氣是身體健康之本，也決定了孕力的強弱，若想順利孕育，陽氣是不能虛的。若是陽氣不足，必須補陽。

陽虛是不孕的誘因之一。陽氣有溫煦作用，相當於身體當中的小太陽。**陽氣能溫煦身體，讓身體溫暖有加，也能溫煦臟腑，保證臟腑的生理功能正常。**

我們都知道，種子種到田地後，需要陽光的溫煦，才能茁壯成長。同樣的道理，男女生殖之精相遇後，也需要陽氣源源不斷提供熱量。若是子宮熱量不足（宮寒），自然就不容易受孕。一般宮寒的女性還會有手腳冰涼、精神不振、性慾低下、痛經、小腹冷痛、白帶清稀等諸多問題。

腎為先天之本，脾為後天之本。脾胃和腎都是決定女性能否順利孕育的關鍵臟腑。若是身體裡面的寒氣重，導致腎氣虛或者脾胃虛，都將影響到一身氣血的狀況。氣血是身體健康的物質基礎，氣血足孕力也就比較強大，自然容易順利孕育。若是腎和脾胃的功能均不佳，陰陽氣血失調，受孕自然就有了難度。

另外，陽氣能推動津液、血的循行。若是身體中的陽氣不足，推動力下降，會導致水液內停，成為痰飲，還會導致血瘀，痰飲和瘀血都會影響受孕。可見，一身陽氣充盈是受孕的關鍵所在。

陽氣虛的女性需要補陽來提高孕力。補陽不僅能提高孕力，還能增強身體的免疫能力，預防疾病的發生。這是因為陽氣具有防禦作用，身體裡面的陽氣足，外邪就不易侵犯人體而致病。對此，《黃帝內經．素問．刺法論》中有「正氣存內，邪不可干」的理論。只要一身陽氣充足，外界邪氣則難以侵犯人體。正因為陽氣的這些作用，可以說，「陽氣」越充足，身體健康狀況越好，孕力越強；陽氣不足，則身體虛弱，孕力下降，甚至導致不孕。

陽氣不足的人可用中藥進行調理，補陽藥又稱助陽藥或壯陽藥，能夠扶助人體的陽氣，促進身體的免疫功能，增強身體的抗病能力。常用的補陽藥有以下幾種。

常用補陽中藥及其作用

補陽中藥	作用
肉桂	肉桂是一種常用的調味料，也是常用的助陽中藥。肉桂藥用能補火助陽，引火歸原。對於命門火衰導致的陽痿、宮冷、心腹冷痛、虛寒吐瀉、閉經、痛經均有療效。
乾薑	薑既是生活中離不了的調味品，也是一味壯陽之物。乾薑有溫中散寒、回陽通脈、燥濕消痰的功效，陽虛的人不妨在飲食中來點乾薑。

肉蓯蓉	肉蓯蓉是一種寄生植物，也是使用頻度最高的壯陽藥物之一。對於肉蓯蓉的功效，《本草拾遺》中曾記載：「肉蓯蓉三錢，三煎一製，熱飲服之，陽物終身不衰。」正因肉蓯蓉具有較好的補腎壯陽作用，所以民間也流傳著「寧要蓯蓉一筐，不要金玉滿床」的諺語。肉蓯蓉能補腎陽、益精血，對於腎陽虛導致的陽痿、不孕、腰膝酸軟、筋骨無力都有改善作用。
海馬	海馬因頭部酷似馬頭而得名，但實際上海馬是一種魚類。海馬是一種名貴中藥，具有強身健體、補腎壯陽、舒筋活絡的功用，對於陽虛導致的陽痿、精少、宮寒不孕，腰膝酸軟、尿頻、喘息短氣皆有效。
韭菜籽	韭菜籽可謂是一種最廉價的助陽之品，有補肝腎、暖腰膝、壯陽、固精之功用。對女性白帶異常及男性夢遺、陽痿、遺精均有功效。
核桃仁	核桃仁為核桃科植物核桃的乾燥成熟種子。核桃仁甘溫質潤，溫而不燥，補陽功效和緩，最適合陽虛的人用於食療。經常食用，對於陽虛導致的頭暈耳鳴、鬚髮早白、腰膝酸痛等都有改善作用。老年人不妨經常吃點核桃仁，不僅能補陽氣之不足，還能健腦。
淫羊藿	淫羊藿是常用的補陽中藥，對於陽虛導致的陽痿、遺精早洩、精冷不育、腰膝酸軟、風濕痺痛等都有一定療效。比較適合陽痿、宮冷不孕人群。

不孕若是陽虛導致的，自然就要補陽，不過用藥膳補陽要長期堅持才能有一定的效果。

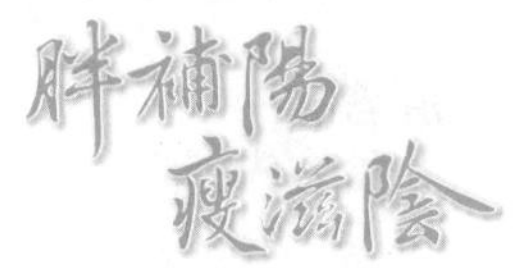

中醫名家小講堂

引起不孕的原因有多種，一定要找到原因。一般來說，如是陽虛所致，患者一般有神疲乏力、精神不振、活力低下、易疲勞、畏寒怕冷、四肢發涼、身體發沉、腰膝酸痛等諸多症狀。若是腎陽虛所致，患者還有五更洩瀉。若是有這些陽虛的症狀，不妨用補陽中藥調理。

推薦藥膳・

核桃粥

材料　核桃仁 15 克，紅棗（去核）20 顆，花生 30 克，糯米 50 克。

作法　糯米洗淨；花生、紅棗洗淨；糯米放入砂鍋，加適量清水，大火燒開，放入花生、紅棗、核桃仁，煮到爛熟即可食用。

功效　補陽，補血。

注意　核桃仁補陽，花生、紅棗補氣又補血，所以這道食療方雖然簡單，但卻氣血雙補，有較好的滋補功效。

韭菜籽粥

材料　韭菜籽 10 克，粳米 50 克。

作法　韭菜籽洗淨，炒熟；粳米淘洗乾淨，將粳米放到砂鍋中，加適量清水，大火燒開，轉小火將韭菜籽倒入，煮到粳米爛熟即可食用。

功效　壯陽固精，溫暖腰膝。

注意　韭菜籽價廉又能壯陽，陽虛的患者不妨經常用其煮粥食用。

✦黃色的食物能助脾氣以除濕

黃色食物具有較好的滋補脾胃的作用，可以增強脾運化水濕的功能，從而達到減肥瘦身的功效。

黃色入脾，黃色食物包括一系列由橙到黃的食物，有補脾益氣、理氣通竅的功效，比較適合脾氣虛弱者。脾胃虛弱者的典型症狀有大便溏瀉、飲食減少、食後脘悶不舒、面色萎黃、神疲倦怠。還有的人氣力不足，這也是典型的脾胃虛弱症狀。

女性生完孩子，幾乎都要吃些小米粥。小米即是一種黃色食物。之所以要吃點兒小米粥，是因為女性生完孩子後，氣血耗損得嚴重，臟腑比較虛弱，小米粥可以使脾胃氣血化生的功能強大起來。這樣，產婦的免疫能力就會增強，身體狀況也會逐漸好轉起來。

總之，身體虛弱的人、脾胃虛弱的人都可以吃點黃色食物。

而運化水濕是脾胃非常重要的生理功能之一，脾胃受邪主要也是水濕邪氣。水濕不能正常運化，痰濕淤積，則體胖、身重體倦、精神乏力。這是因為痰濕具有黏膩不爽之性。所以，多吃些黃色食物能助脾氣，增強脾胃對水濕的運化最用，從而達到減肥瘦身的功效。

現代醫學認為，黃色食物中富含維他命和礦物質，可以增強身體的免疫能力。另外，大多數黃

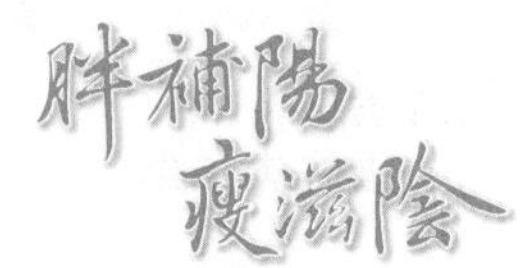

色食物含有天然色素胡蘿蔔素，此種物質有防病、防輻射和延緩肌膚老化等多種功效。另外，此種物質還有助於保護視力。眼睛不好的高脂血症患者也不妨適當吃點黃色食物。

這裡要特別說明一點，黃米也是黃色食材，但黃米比較黏，脾胃不容易消化，要少吃。

推薦藥膳

紅棗小米粥

材料 小米 50 克，紅棗 2 顆。

作法 小米淘洗乾淨，放入砂鍋中；紅棗去核，撕小塊，放到小米中，加適量清水，大火煮沸，轉小火熬到爛熟即可食用。

功效 補益脾胃之氣。

注意 熬粥的時候可多加些水，防止　鍋。

南瓜羹

材料 南瓜 100 克，牛奶 250 毫升。

作法 南瓜去皮，洗淨，蒸熟；將蒸熟的南瓜搗碎，或者用攪拌機打碎，等其變涼後，倒入牛奶，攪拌均勻，即可食用。

功效 補益脾胃之氣。

注意 也可以加一些冰糖，口感更好。

✦荷葉粥，能讓胖人的身體更舒服

荷葉粥，由荷葉和粳米一起熬煮而成，具有降脂、瘦身功效，比較適合身體肥胖的人食用。

前面說了，脾運化水濕，而用荷葉進行食療，就可以健脾昇陽，增強運化水濕的效果，能夠讓胖人的身體清爽起來。

中醫認為**荷葉能健脾昇陽，除濕去痰**。脾胃陽氣得升，脾胃功能強大起來，痰濕沒有了，肥胖和血脂居高不下的問題都會得以解決。對此，古代醫學著作裡面也有這樣的相關論述，諸如：「荷葉服之，令人瘦劣，故單服可以消陽水浮腫之氣。」

荷葉藥膳比較適合身體肥胖或者是平常有痰、身體某部位水腫的患者。用荷葉進行食療，除了可熬荷葉粥外，還有一個比較簡單的方法，即用荷葉泡茶飲用。方法比較簡單，只需要準備乾荷葉六十克，用開水沖泡就可以了。痰濕比較重的話，也可以在裡面放點陳皮，一般五克左右就可以了。

中醫名家小講堂

荷葉利水除濕作用比較強，不適合長久食療。另外，身體瘦弱的人不宜，以防身體更加瘦弱。

推薦藥膳

荷葉粥

材料　新鮮荷葉 1 張，粳米 100 克，冰糖適量。

作法　將新鮮荷葉洗淨，放入砂鍋，加適量清水，大火煮沸，小火再煮 10 分鐘。如果沒有新鮮荷葉，可用乾荷葉代替。乾荷葉的用量為 50 克左右。荷葉水煮好後，去荷葉；將粳米淘洗乾淨，放入砂鍋中，再加入適量清水，大火煮沸，小火熬到粳米爛熟，再加入適量的冰糖調味即可食用了。

功效　除濕減肥。

注意　也可以加一些冰糖，口感更好。

荷葉茶

材料　荷葉 1 小張，枸杞子 10 粒，乾山楂 5 片，玫瑰花 2 朵，決明子 3 克。

作法　將幾種食材清洗乾淨後，放入帶蓋茶壺中，衝入沸水，加蓋燜泡 3 ～ 5 分鐘即可倒出飲用。

功效　滋補肝腎，調和肝脾，通經活絡，降脂減肥。

注意　此茶如果放冰箱冷藏一下會更可口，因為趁熱飲時，會有山楂微酸的味道，涼後口感會好得多。

✦淡菜粥，肝陽腎陽雙補，減肥更有效

淡菜能助腎陽、益肝氣。陽氣充足，膏脂、痰濕得以運化，就能有效控制體重，讓身體輕盈起來。

若是腎陽不足，則膏脂內蘊，身體發胖。腎陽不足，需要從補陽著手，才能從根本上解決身體肥胖的問題。溫腎助陽不妨食用淡菜粥。淡菜粥不但能補腎陽，還能助脾陽，可以發揮助陽減肥的療效。

淡菜其實並不是蔬菜，而是一種貽貝科動物的貝肉製成品，屬於海產品。中醫認為淡菜性溫，味咸，歸肝、腎經，有溫腎助陽的功效。對此，中醫裡面有這樣的論述：「煮熟食之，能補五臟，益陽事，理腰腳氣。」

用淡菜進行食療，除了淡菜粥外，淡菜炒韭菜也是不錯的食療方子，兩者搭配食用，助陽的效果更好。只要準備韭菜六十克，淡菜（乾）三十克，味精、鹽、植物油各適量即可。將韭菜洗淨，切段；淡菜用清水浸泡一會，洗淨；坐鍋點火，鍋熱後，放入適量的植物油，油熱後放入淡菜，煸炒出香味後，投入韭菜段，放入鹽、味精調味即可食用。

中醫名家小講堂

淡菜不僅可以助陽，還因為其中含有大量的碘，是甲狀腺功能亢進患者的理想保健食品，且因為所含脂肪裡不飽和脂肪酸較多，所以有降低膽固醇的作用。

推薦藥膳

淡菜粥

材料　淡菜 50 克，粳米 100 克。

作法　淡菜用清水浸泡一會兒，洗淨，放入砂鍋，加適量清水，大火煮沸，小火煮 20 分鐘，去淡菜；粳米淘洗乾淨，放入砂鍋中，大火煮沸，小火煮到米爛熟即可食用。

功效　補肝腎，益精血，助腎陽，消癭瘤。

注意　在熬煮時，還可以加入切粒的皮蛋，可以增強平肝、明目的效果。此粥每天食用 1 ～ 2 次，可以連續食用 1 週。

淡菜豆腐湯

材料　豆腐 200 克，淡菜（乾）50 克，蔥、薑、鹽各適量。

作法　將豆腐洗淨後，切成 1 公分大小的方丁；蔥、薑切末；淡菜事先用溫水浸泡，洗淨後，放入鍋中，加水適量煮沸，然後加入豆腐，再次煮沸後，撒入蔥末、薑末，最後加入鹽調味即可。

功效　補肝腎，益精血，健脾氣。

注意　有咳嗽症狀的患者不宜食用淡菜。

✦洋蔥，健胃又化痰，常吃陽氣足

身體有痰濕是導致身體發胖的一個主要原因，洋蔥能化痰，所以有降脂減肥的功效，陽虛體胖可適當食用。

幾乎每個胖人體內都有大量的濕邪聚集，而且他們也幾乎都有一個共同的特點，即易生痰。脾運化水濕的作用「失靈」，由飲食轉化來的氣血等精微物質，不能正常上輸到肺部，停滯下來就會轉化成濕；此時如果脾運化水濕的功能還不能被加以調理，濕邪停滯時間長了，就淤積成痰了。所以，中醫有「脾為生痰之源」的說法。痰濕停於肌膚之間，久久不能去除，就會導致身體發胖。

所以針對這種胖人，我們可以採用健脾化痰的方法減肥。在飲食物中，具有清熱化痰、理氣和胃、健脾消食、發散風寒等功效的洋蔥，就可以幫我們化濕除痰。另外，洋蔥還能溫中通陽，所以，可以提振體內的陽氣，尤其是脾陽，更有助於脾運化水濕。水濕不再繼續停聚體內，又加上洋蔥的化痰功效，停聚在肌膚間的痰濕慢慢消除，體重也就能慢慢下降了。

而且，肌膚間的痰濕除去之後，氣血循行也能保持在一個相對平穩的狀態中，這也有志於減肥瘦身，增強身體的免疫力。

此外，洋蔥不僅能健脾化痰，還有助於延年益壽，這是因為洋蔥中還含有微量元素——硒，此種微量元素能防病、抗衰老，被醫學家稱為「人類壽命奇效元素」，被營養學家稱為「生命之火」。

中醫名家小講堂

中老年人容易患高血壓病、高脂血症、動脈粥樣硬化等心腦血管疾病，適當吃些洋蔥不僅可以延緩衰老，還能對抗這些常見問題。所以，中老年人更要多吃洋蔥。

推薦藥膳

洋蔥炒苦瓜

材料 洋蔥、苦瓜各 150 克，薑絲、沙拉油、鹽、味精各適量。

作法 苦瓜洗淨，去籽，切成絲；洋蔥洗淨，切絲、炒鍋放油燒至五六成熱，下生薑絲、鹽、苦瓜絲、洋蔥絲炒至熟，放入味精推勻，起鍋裝盤即可。

功效 清熱解毒，祛痰濕。

注意 切洋蔥會流眼淚，如果切洋蔥前將刀在冷水中浸一下，就可以避免流淚。

洋蔥炒木耳

材料 黑木耳 20 克，洋蔥 1 顆，雞精、鹽、油各適量。

作法 黑木耳用溫水泡發，洗淨，撕成小朵；洋蔥洗淨，切塊；油熱後，下入洋蔥，用大火爆炒 1 分鐘，炒出蔥香；下入發好的黑木耳煸炒片刻，調入鹽、雞精，翻炒片刻，出鍋即可。

功效 補血，祛痰濕。

第六章　生活那些小細節，補陽瘦身好習慣

陽虛之人往往認為補陽不是一件容易的事情，甚至有些人還為此憂心忡忡。實際上只要學會一些補陽的小方法，經常食用一些補陽食材，並且養成良好的生活習慣，遠離陽虛則輕而易舉。

✦ 摩肚和壯陽操，常做瘦身又養命

對於陽虛的胖人來說，瘦身和養命都很重要，為此不妨經常按摩腹部，經常做一些壯陽操，補陽的同時還可增強臟腑的功能，增強身體的免疫能力，效果甚好。

陽虛的胖人要補陽，陽氣能燃燒脂肪，也能推動痰濕運行，進而將這些引發肥胖的毒素排出體外。所謂無毒一身輕，毒素得以排除，臟腑不受其害，自然生理功能強勁，就可以達到氣血充盈、陰陽調和、益壽延年的目的。壯陽有按摩和運動兩種方法。

1. 按摩法

對於陽虛的胖人來說，不妨經常摩肚。根據中醫理論，背為陽，腹為陰，推拿背部可以較好地補充一身陽氣，為何還要按摩腹部補陽呢？這是因為陽虛的胖人一般脾胃的功能都不佳，消化不好。經常按摩腹部，可以增強脾胃和其他臟腑的生理功能。可以說，這是一種補陽的輔助方法。

每晚臨睡前，平躺在床上，充分放鬆身體，雙手重疊按揉腹部，按摩的時間不宜過長，一般五分鐘左右即可。按摩完腹部後，可以翻轉身，對後背進行推拿。對腹部和後背都予以一定刺激，可促進氣血循行，對身體健康大有幫助。

按摩腹部可以增強臟腑的功能，改善脾胃，促進對營養物質的吸收，防止氣血不足。不過按摩腹部的同時，最好進行適當運動。中醫理論認為，「動則生陽」。運動能讓身體暖和，這樣一來陽虛的胖人就不用擔心體寒的問題了。

運動還能使人全身得到放鬆，緩解壓力，對於陽虛的胖人來說，運動是十分必要的。陽虛的胖人精神不振，渾身慵懶，一般情況下都不願意動彈，可以先從一些舒緩的運動開始，時間由短漸長，逐漸培養運動的愛好，諸如游泳、散步、打乒乓球、登山等運動都是比較適宜的。

對於陽虛的胖人來說，如果運動後全身有勁、輕鬆舒暢、精神旺盛、睡眠良好，說明運動是恰當的；倘若感到身體軟弱無力、疲乏不堪、沒有精神、睡眠不佳，則要注意調整運動方式和運動量。另外，還應注意保溫，及時換掉汗衣，這些舉措有助於防止寒濕邪損陽。

2. 壯陽操可常做

壯陽操運動量不大，補陽的功效卻顯而易見。這裡介紹一種壯陽操，陽虛的胖人不妨一試。除了做壯陽操，還應做到兩點，也可以使陽氣十足。第一，心中要常喜。在日常生活中要學會把煩惱的事情放在一邊，因為即便你經常想著不好的事情，也解決不了問題，還不利於身體健康。與其如此，不妨常想喜事，讓自己喜氣洋洋，心情好，身體也會好。第二，要心存善念。「善則生陽」，對人要善語，做事情要以善為出發點。

總之，只要經常按摩腹部，適當運動，加上心常喜、語常善，就一定可以陽氣十足。

助陽減肥課堂

壯陽操

兩腿分開，與肩同寬。兩手側平舉，保持一會兒，上身和兩手臂儘可能向上伸展，腳跟抬起，保持一會兒，腳跟落下，兩手臂側平舉，保持片刻，恢復到起始動作。接著，兩腳分開，與肩同寬，上半身向前彎，兩手臂儘可能向後伸展，這個過程中儘可能用鼻子吸氣。保持片刻，呼氣，恢復到起始動作。可連續做五遍。

中醫名家小講堂

對於辦公室一族來說，有一個非常簡單的壯陽小方法，就是聳肩和旋轉腰部。坐在椅子上，後背和肩部緊縮，先向前提拉肩背部，然後再向後。接著保持背部挺直，上半身先向左側轉，接著向右側轉，轉動6下即可。這種方法簡單、容易操作，最適合陽虛的胖人在辦公室裡補陽。

✦「每天一杯壯陽糊」好減肥

減肥是很多身體肥胖之人都在努力做的事情。不妨每天來一杯壯陽糊，補陽消脂瘦身效果好。

補陽，飲食法無疑是一種最簡單的方法，只要長期堅持，都會有一定的效果。用食療的方法來減肥瘦身，不妨試試每天為自己精心沖泡一杯壯陽糊。壯陽糊甘甜能滋脾胃，溫補能強陽瘦身。每天食用一杯，身體狀況越來越好，身上的贅肉越來越少。建議陽虛之人每天喝一杯壯陽糊。

壯陽糊以核桃仁為主料。核桃仁有較高的藥用價值，是一味良好的保健養生之品，《神農本草經》把它列為輕身益氣、延年益壽的上品。正因如此，**核桃與腰果、松子、榛子一起，並稱為著名的四大乾果**。常食可使身體好，比較適合身體虛弱、年老之人食用。

中醫認為核桃仁性溫，入腎可溫補腎陽。腎陽又稱真火，是一身陽氣根本所在。腎陽充足，則其他臟腑的陽氣得充，也就無臟腑陽虛之患。若是腎陽不足，也會影響到其他臟腑陽氣，導致身體日漸虛弱。對於胖人而言，腎中火氣不足，會導致代謝緩慢，毒素難除，水液內停，形成痰飲，痰飲積聚於肌肉間，會使身體看起來更加肥胖，身體裡面的毒素越來越多，身體底子也越來越不佳，甚至生出一些疾患，諸如高血壓、高血脂、糖尿病。

雖然核桃仁能溫補腎陽，讓一身陽火充盈，但核桃仁火性大，所以不可多食，多食容易生火，甚至可導致目赤、乾嘔、眩暈等症。對此，中醫古籍裡面也有相關記載：「不可多食，動痰飲，令人噁心，吐水吐食。」

除了可用助陽食材調成壯陽糊，也可以食用其他的減肥藥膳。很多藥膳都具有較好的減肥瘦身功效，很多古籍中也都有相關記載。

減肥藥膳及其烹調方法

減肥藥膳	烹調方法
薏仁粥	此方出自《本草綱目》。薏仁一百克，糯米五十克，入砂鍋，加適量清水，熬煮爛熟後加入適量的白糖調味食用。
鯉魚湯	此方出自元代醫家忽思慧所著的《飲膳正要》。蓽茇五克，鮮鯉魚一百克，花椒十五克，生薑、香菜、料酒、蔥、味精、醋、鹽各適量。鮮鯽魚處理乾淨；蓽茇洗淨；生薑洗淨，切片；蔥洗淨，拍碎；香菜洗淨，切成香菜末；將鯽魚、生薑、蓽茇、蔥入砂鍋，加適量清水，大火燒開，轉小火，放料酒；小火燉一小時，放入香菜、味精、醋、鹽調味即可食用。
減肥茶	此方出自元代醫家忽思慧所著的《飲膳正要》。雀舌茶（白毛尖）、枸杞子各等分。小火煎服，有較好的消食、化氣、壯陽、減肥功效。

要想增強瘦身功效，用飲食調養的同時輔以運動。

動能生陽，也可強臟腑，鍛鍊人的精、氣、神，調整身體的生理功能，達到身心健康的目的。可以說，運動能調身，也可以調心，讓身心皆得所養。通過運動的方法來助陽，最好在上午運動，這是因為每天上午陽氣一點點升發，到了中午陽氣最足。陽氣不足的人，上午進行適當運動，便可以助陽養陽，讓一身陽氣充盈起來。

中醫名家小講堂

中醫認為「背為陽，腹為陰」，所以養陽要護好背。天涼的時要多穿衣，以防風寒邪氣從背部入侵，進一步損傷一身陽氣。另外，女性要少穿露背裝，以防傷陽。

推薦藥膳

壯陽糊

材料 黑芝麻 15 克，藕粉 50 克，核桃仁 50 克，冰糖適量。

作法 黑芝麻、核桃仁研碎；將核桃仁、黑芝麻、藕粉一併放到杯子中，加適量開水，再放入冰糖，待冰糖溶化後，攪拌均勻即可食用。

功效 補陽，瘦身。

注意 核桃仁不宜放過多，以防火氣傷身。

✦ 沏一杯「壯陽瘦身花草茶」，天天飲

有一些花草茶具有壯陽瘦身功效，諸如丁香、桃花等，陽虛的胖人不妨經常飲用。女性經常喝花草茶，不僅能更苗條，還會氣色好，臉色紅潤。

茉莉花不僅好看，還有助於清心養性，也是維持身體健康的一流材料。中醫認為茉莉花味辛、甘，性溫，能助陽、化濕、和脾胃。另外，茉莉花還有理氣開鬱、辟穢和中的保健養生功效。趙學敏在《本草綱目拾遺》中記載：「其氣上能透頂，下至小腹，解胸中一切陳腐之氣。」

早在明朝，就有「茉莉可薰茶」的文字記載。張岱是明末清初的一位散文家、史學家，還是一位精於茶藝鑑賞的大家。據說，在眾多的茶飲當中，他對茉莉花茶情有獨鍾。除了茉莉花外，可以瘦身的花草茶還有很多。

瘦身花草

花草種類	功效	沖泡方法
玫瑰花	玫瑰花味甘、微苦，性溫，具有調和肝脾、理氣和胃、安撫情緒的功效。	乾玫瑰花苞五朵，蜂蜜適量。將乾玫瑰花放到杯子中，倒適量開水，等水變溫後，加適量蜂蜜調味即可飲用。
桃花	桃花性溫、味甘，可消食順氣，能除痰飲、積滯，有瘦身功效。	桃花、蜂蜜各適量。將桃花放到杯子中，倒適量開水，等水變溫後，加適量蜂蜜調味即可飲用。
丁香	丁香味辛，性溫，可溫補腎陽。因為丁香助陽之功比較強，所以身有內熱者不可用。丁香還是除口臭的良藥。	丁香適量，放到杯子中，用開水沖泡飲用即可。
月季	月季味甘，性溫，有祛瘀、行氣、止痛功效，比較適合女性飲用。	月季花十五克，紅茶、紅糖各適量。月季花和紅茶放到水杯中，用開水浸泡，然後加入適量紅糖調味即可。

中醫名家小講堂

提及花草茶，人們往往認為這是女性的茶飲。實際上男性飲用花草茶也可以使身體受益。對於陽虛的胖人來說，經常喝點壯陽的花草茶，脂肪減少了，壓力也小了，身心也舒暢了，所以男性也不妨每天泡點花花草草，以此為身體健康保駕護航。

推薦藥膳

玫瑰茉莉花茶

材料　玫瑰花 4 朵，茉莉花 2 朵。

作法　將玫瑰花和茉莉花用清水洗淨，放入玻璃杯中，用開水沖泡，待水變溫了，即可飲用。

功效　提神醒腦，養顏潤膚，纖體瘦身。

注意　此茶還有助於舒緩不良情緒，憂鬱者不妨經常飲用。

丁香茉莉花茶

材料　丁香、茉莉花、綠茶各適量。

作法　將丁香、茉莉花、綠茶放到茶杯中，用開水浸泡，飲用。

功效　纖體瘦身。

注意　此茶還有助於除口臭，所以口氣不佳者可常飲。

✦「向太陽致敬式」每天練習，補陽身材美

陽虛的胖人可以每天早點起床，迎著初升的朝陽做做「向太陽致敬式」，補陽瘦身又能順筋活絡，對改善氣滯血瘀有所幫助。

對於陽虛的胖人來說，補充一身陽氣就應利用好太陽。人生活在自然當中，必將要受自然界陰陽變化的影響，中醫將這種影響稱為「天人相應」。自然界的太陽是陽氣之源，所以陽虛的胖人補充陽氣非常簡單有效的方法就是讓太陽為其所用。

陽虛的胖人總是沒有活力，渾身慵懶，若是天氣晴好，不妨到外面轉一轉，既能放鬆身心，呼吸新鮮空氣，還能晒晒太陽，補充陽氣，這樣一來整個人都會精神振作，工作效率也會有所提高。可以說只要跟著太陽走，身心都會有力量。

除了晒太陽外，陽虛的胖人不妨經常做「向太陽致敬式」功法，也有較好的補陽作用。「向太陽致敬式」也稱為「拜日式」，人們認為太陽照亮了大地，點燃生命的能量，所以是神聖的。為了表達對太陽的崇拜和敬意，人們在大清早太陽剛剛出現在地平線上時，對著朝陽膜拜。後來「向太陽致敬式」逐漸演變成了一種補陽功法，經常練習能舒暢形體，振奮精神，補充一身陽氣，使人獲得活力和健康。

春夏是陽長陰消的階段，所以春夏季節經常做此功法，補陽的效果更明顯。當太陽初升的時候，不妨起床，稍微活動一下身體，寧神靜氣練習此種功法。

有些中老年人身體虛弱，沒有力氣，也不願意動彈，這類人可以通過晒後背和頭部來補充陽氣。**中醫理論認為背為陽，把背晒熱、晒舒服了就能補充陽氣。**老年人往往有這樣的體驗，春天的時候，吃完早飯，拿把小椅子找個陽光足的地方坐上一坐，太陽的溫暖氣息似乎在給後背按摩，身體特別舒服，晒完太陽人一整天都會身心舒暢。這實際上就得益於晒後背補陽。

晒頭頂也是補陽氣之道。頭頂的百會穴是「諸陽之會」，最容易接收天地陽氣。所以晒太陽時，要讓陽光晒到頭頂，這樣陽光的溫熱力量就可以輕柔之勢一點點進入身體內部，除寒除濕，解除陽虛胖人的諸多苦惱。

不管是晒後背還是晒頭部，一般以上午十～十一點為宜，這時候陽氣比較足，並且不太熾烈，不會傷及肌膚。雖然晒太陽能讓身體正氣強大起來，達到正氣足邪氣難侵的目的。但是晒太陽也不是時間越長越好，凡事過猶不及，晒太陽也同樣如此。一般來說，嬰幼兒每次晒十五～三十分鐘，中青年人每次晒一個多小時，老年人每次晒半個小時左右即可。

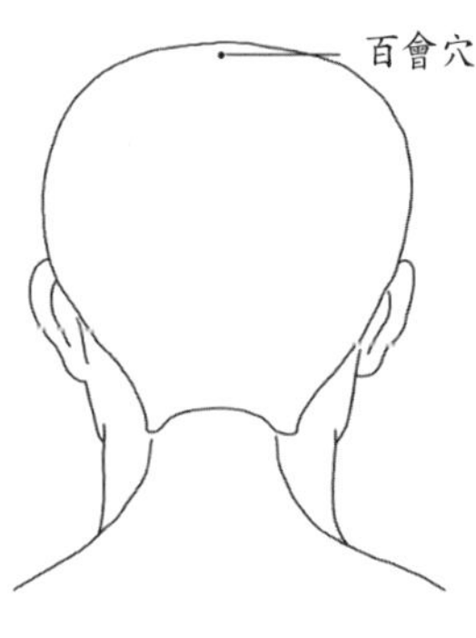

晒頭頂的百會穴

走到室外，讓陽光灑滿後背、頭頂，百脈通暢，陽氣得補。當你沉浸在溫柔的日光浴中，內心也一定充滿安寧恬淡之感，可以說日光的撫摸帶給我們的是身心的雙重愉悅。

經常做做「向太陽致敬式」，經常晒晒太陽，也是我們享受生活的一種方式。以一種安靜、自然的方式獲得力量，與自然融為一體，感受自然界的美妙氣息，體驗正氣十足的感覺，更體驗一種感悟生命的新境界。

助陽減肥課堂

「向太陽致敬式」功法

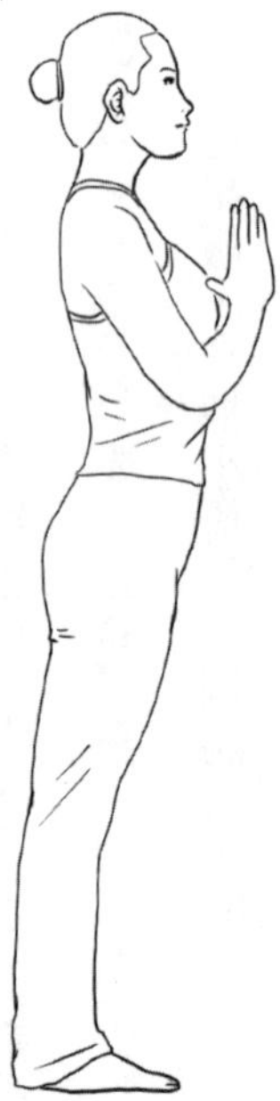

1 挺身站立，全身放鬆，兩腳靠攏，兩手掌緩緩在胸前合十，在這個過程中要注意讓內心處於祥和安寧的狀態，放下一切雜念。

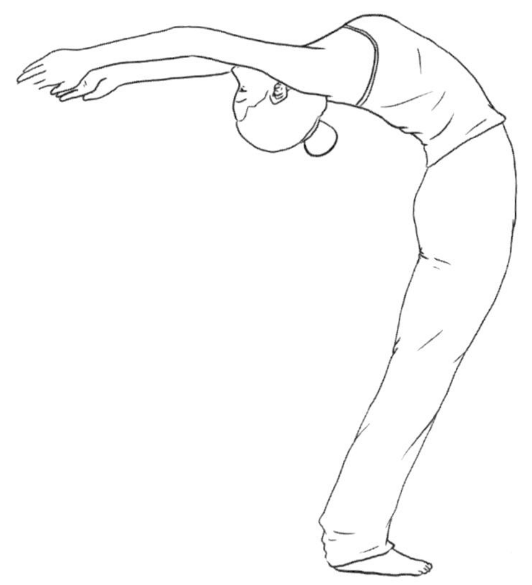

2 兩手臂緩緩向上舉起，儘可能向上伸展，想像整個身體都在向上伸展著。伸展到一定高度時，掌心向前，緩慢而深長地吸氣，上身自腰部起向後方彎下。兩腿、兩臂伸直，不要彎曲。

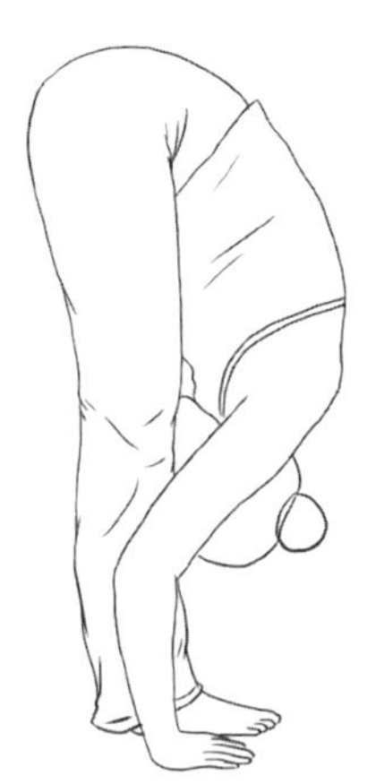

3 當腰彎不下去時，呼氣，慢慢向前彎身，頭部儘可能貼近膝蓋，雙腿挺直，兩手臂觸及地面。意識中可以想像自己真的在膜拜太陽，感謝太陽賜予我們生命，賜予我們美好的生活，同時也告訴自己要幸福、健康地生活，以感恩太陽。

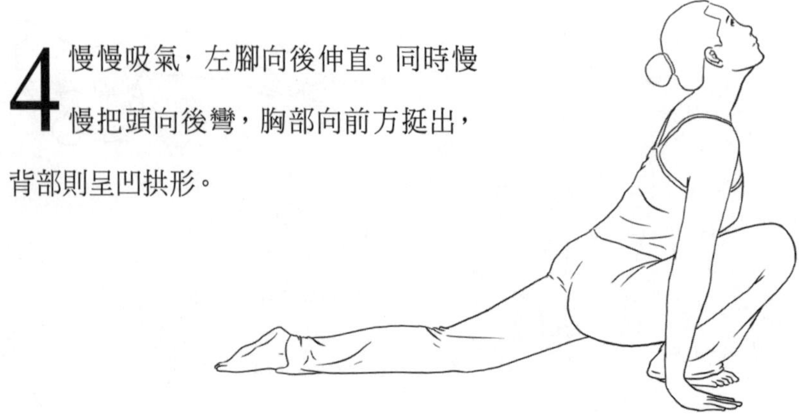

4 慢慢吸氣，左腳向後伸直。同時慢慢把頭向後彎，胸部向前方挺出，背部則呈凹拱形。

5 慢慢呼氣，左腳腳心著地，右腳向後移，兩腳靠攏。兩手依舊放在地面上，上身挺直，臀部向後翹，兩腿挺直，重心放在腳跟。

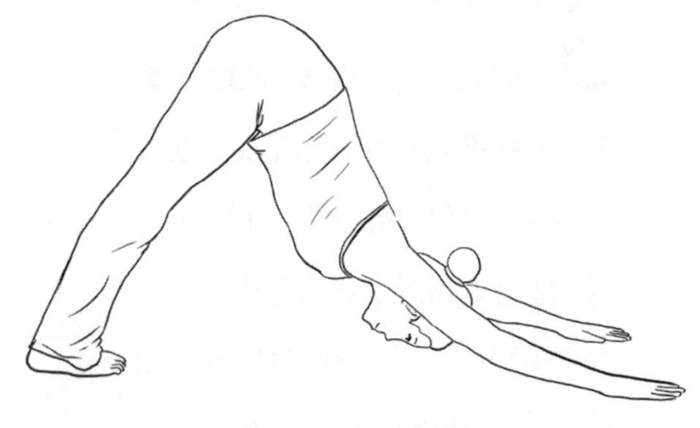

6 吸氣，身體向前伸展，腳尖著地，身體抬起，遠離地面。

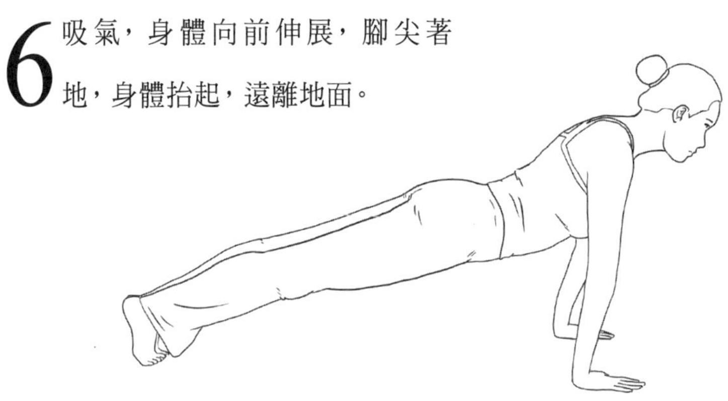

7 兩手放在身體兩側，支撐身體，彎曲兩肘，膝蓋著地，胸部略高於地面，臀部向上抬，胸部向前移。直到身體全部接觸地面為止。

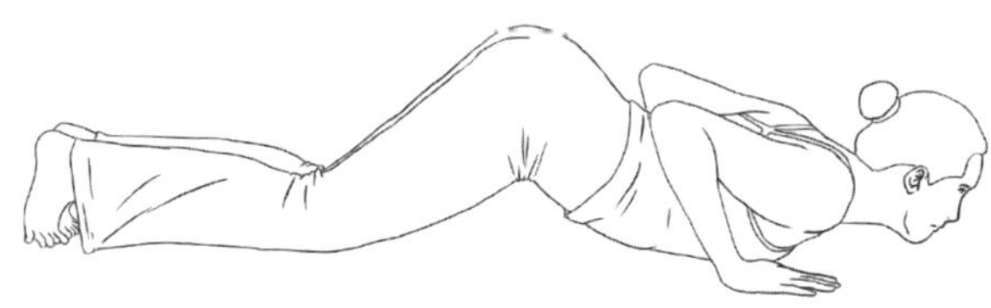

8 吸氣，伸直兩臂，頭部和上身儘可能向後彎，儘可能呈凹拱形。

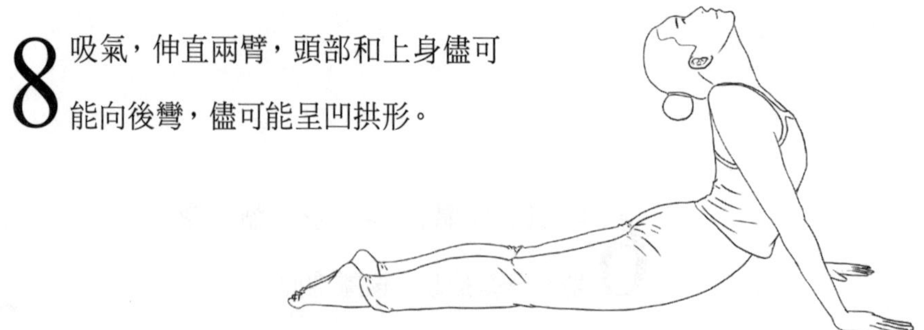

9 呼氣，臀部上抬，腳心著地。

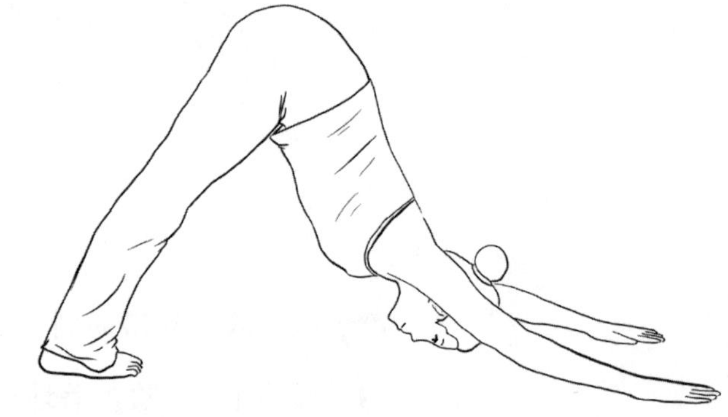

10 吸氣，彎曲左腿並向前邁一大步，左足趾與兩手指尖平行。胸膛向前挺，後背挺直，頭部抬起，眼睛向上看。

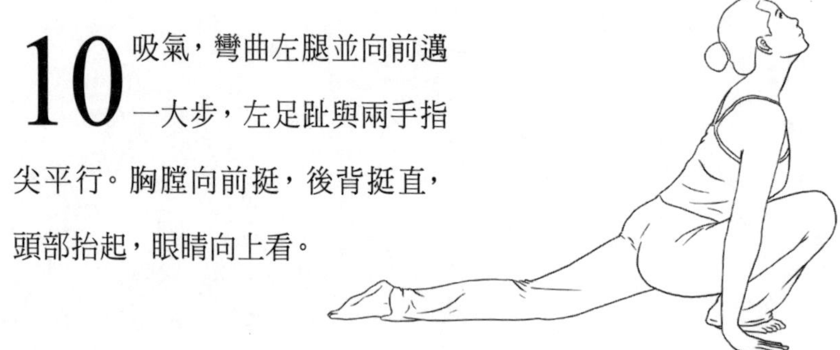

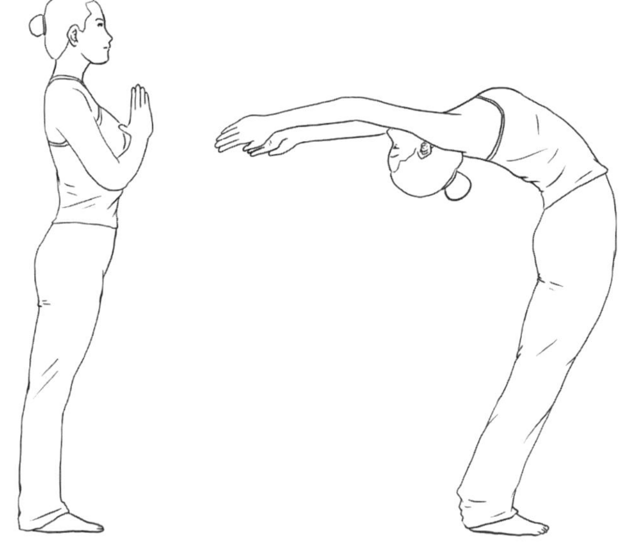

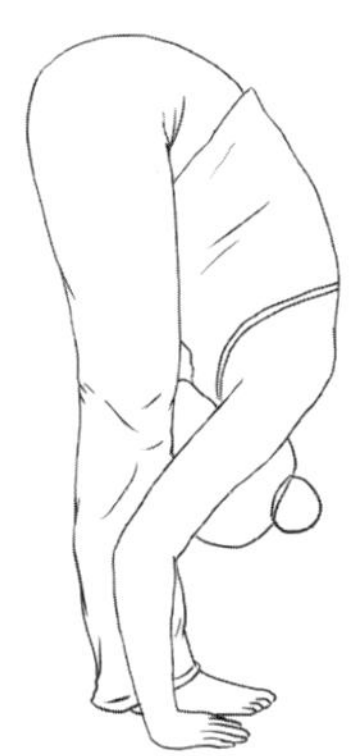

13 呼氣，恢復到起始動作。

12 吸氣，兩臂伸直，抬起身體，兩臂和背部向後彎。

11 右腳向前跟進，兩腳併攏，兩腿挺直，兩掌放在地板上，儘量使頭部靠近雙膝。

中醫名家小講堂

久坐一族後背和雙腿都容易疼痛酸脹，經常練習「向太陽致敬式」，不僅可以補陽，還能舒筋活絡，較好地活動後背和腿部，有助於改善後背和腰腿部的肌肉僵硬狀態，促進氣血循行，對身體健康有幫助。

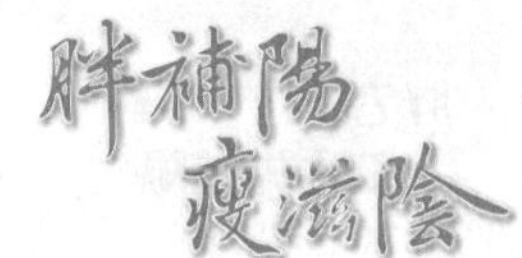
胖補陽
瘦滋陰

下篇

瘦者，養身先滋陰

第七章 瘦人們都在飽受「陰虛」的肆虐

陰陽調和，身體才會健康，陽虛會帶來疾病的困擾，同樣地，陰虛也會給身體帶來麻煩。

✦瘦人們都在承受著五心煩熱的困擾

瘦人們經常出現五心煩熱症狀，這是陰虛有火導致的，所以需要滋陰，只要將陰精補足，五心煩熱的問題自然就會得以解決。

所謂五心煩熱，即兩手兩足心發熱，並自覺心胸煩熱。對於陰虛火熱的典型身體不適症狀，中醫古籍《黃帝內經·素問·逆調論》中也有相關表述，諸如「陰氣少而陽氣盛，故熱而煩滿」。五心煩熱與陰虛有關，五心煩熱症狀在午後會有所加重，這與自然界中的陰陽變化有關係。

陰精對於維繫臟腑正常的生理功能至關重要。陰精不足，人會出現五心煩熱的症狀。陰虛所導致的五心煩熱為虛熱，這種熱並不是身體裡面的火氣真的比較大，而是陰精相對不足，才導致陽火相對亢奮。對於陰虛導致的五心煩熱，需要滋陰來使耗損的陰精得充，從而使陽火不至亢奮，以此保持陰陽平衡。

另外，倘若陰不虛，但陽偏亢了，這種情況下也會導致五心煩熱。對於這種五心煩熱，需要清熱，將多餘的火氣瀉掉。當然瀉火的同時，還應注意飲食，保持良好的生活習慣，保持心態平和，以此來維繫陰陽平衡，增強臟腑生理功能。

虛火是陰虛所導致，它對身體健康的損傷更大。嚴重時可因津液、血不足，臟腑嚴重失養，導致五臟六腑失控，在短時間出現多種臟腑併發症，危及生命。

實火的火有炎熱之性，因此也可傷津耗血，逐漸導致陰虛，使實火、虛火兼有，這種情況下一般要有瀉有補才能使身體不適得以改善，使陰陽趨於平衡。如果只是瀉了實火，而沒有滋陰，也會導致火氣再起。對身體健康危害比較大。

五心煩熱是陰虛所引發的，所以要滋陰。不過滋陰也有所偏重，一般來說，五心煩熱兼有鼻鳴音、乾咳氣短、痰少且痰中常有血絲者應重點滋肺陰，五心煩熱兼有失眠、易疲乏、眼睛乾澀症狀者應重點滋肝陰，五心煩熱兼有心煩、失眠、多夢、心悸症狀者應重點滋心陰，五心煩熱兼有耳鳴、腰膝酸軟症狀者可重點滋腎陰。

滋陰是一項長期的工作，不可能在短時間內就有很好的療效，所以滋陰要有耐心。食物滋陰頗有優勢，這其中有兩點原因。第一，飲食可滋補身體，是身體中營養物質的來源；第二，中醫認為，藥食同源，食物也是很好的藥物，只要選對食物就可以調整身體的陰陽偏頗。

陰虛者平時可多食用滋陰食物，一點點解決身體問題。陰虛嚴重者，也可以將食物和一些具有滋陰功效的中藥相搭配，烹調成美味藥膳，助健康一臂之力。常用的滋陰中藥有沙參、玉竹、天冬、石斛、枸杞子等。

中醫名家小講堂

芹菜、菠菜、白菜、莧菜、小油菜等食材都有滋陰功效，陰虛者可常食。

推薦藥膳

天冬瘦肉湯

材料　天冬 15 克，冬筍 250 克，香菇 5 朵，豬瘦肉 100 克，鹽、生薑各適量。

作法　豬瘦肉洗淨，用開水焯一下，切塊；香菇洗淨，切小塊；冬筍洗淨，切小塊；天冬洗淨；生薑洗淨，切片；將豬肉、天冬、生薑片放到砂鍋中，加適量清水，大火燒開，轉小火燉 40 分鐘，放入香菇和冬筍，小火燉到爛熟，加入適量鹽即可食用。

功效　強壯身體，潤澤肌膚。

注意　藥膳中的天冬是一味滋陰中藥，對於肺陰虛導致的咽喉乾燥、疼痛、便祕有較好療效。

枸杞子百合羹

材料　枸杞子、百合各 15 克，雞蛋 1 顆，冰糖適量。

作法　雞蛋去蛋清；枸杞子、百合洗淨，入砂鍋，小火煮 20 分鐘左右，將雞蛋黃打散放入，煮成蛋花，煮好後放入適量冰糖調味即可食用。

功效　補肝腎，安心神。

注意　每日服食 2 次，可常用。

「上火」是瘦人們的常見症

瘦人動不動就上火，不是嘴角糜爛，就是臉上冒痘痘，有的還會經常嗓子痛，若是瘦人有這些苦惱，一定要重視滋陰，只有使一身陰液充盈，才能去火，保身體健康。

身體裡面的陽氣就如同太陽一樣，起著溫煦和濡養作用，所以中醫有「有火則生、無火則死」的說法。火是不能缺少的，沒有火，氣血津液都失去了推動力，氣血不行則瘀，津液不行則轉化為痰濕。另外，火還可促進津液和血的化生，身體裡面的火力不足還會導致血、津液無以化生，身體失去陰精滋養，臟腑虛衰。

雖然身體中的火和太陽一樣，具有十分重要的作用，但若是火氣超過了一定的限度，就成了邪火。邪火不僅會導致皮膚乾燥、咽喉乾痛，還會導致目赤，甚至口舌生瘡。邪火不僅對健康無益，反而有損健康，所以控制身體裡面的火就成了養生重點之一。

一般來說，陰精能控制火氣過旺。但有時候人們不重視保健，加上女性受經、孕、產的影響，容易耗損陰血，導致陰精不足。正常情況下，陰陽應當是平衡的，但當陰精有所不足時，自然陽氣就會偏亢，人身體裡面的火氣就比較大，容易上火。上火了，人會出現心煩、口乾、盜汗、低熱、小便短黃、心煩易怒、咳嗽、便祕、面紅目赤、腹脹等多種不適症狀。

有些瘦人有時會有疑惑。因為他們除了有上火症狀外，還兼有手腳冰涼的陽虛症狀。中醫認為「陰損及陽」。

陰陽平衡是身體健康的關鍵所在，任何一方偏頗都不利於身體健康，因此上火的時候要滋陰，手腳寒涼的時候要助陽。若是除了有上火的症狀，還有畏寒症狀，就應陰陽雙調，以使身體中的陰陽趨於平衡。**只有陰陽平衡，氣血充盈，各司其職，才沒有健康之憂。**

經常上火的人可以食用一些滋陰食物，保證充足睡眠，平時要少思慮，這些都是滋陰的重要舉措。

也可以食用一些滋陰藥膳。滋陰的中藥和一些具有良好滋補作用的食材相互搭配，一方面能夠養脾胃，為身體提供更多的營養，另一方面還能解決身體的陰虛問題。因此，陰虛的瘦人不妨經常在家中烹調滋陰藥膳食用，只要持續食用，身體健康狀況必定會有所改善。

中醫名家小講堂

陰虛上火的患者一定要保持充足睡眠。對於陰虛的瘦人來說，若是睡眠不佳，必然加重陰虛，使火氣更大。若是晚上睡眠不佳，可以晚上適當運動一下，用熱水泡泡腳，若是還沒有改善，可以用柏子仁、五味子等食療，以達到養心安神的目的。

推薦藥膳

枸杞子燉母雞

材料　老母雞 1 隻，枸杞子、鹽、大蔥、生薑、料酒各適量。

作法　老母雞宰殺，去毛，去內臟，洗淨；大蔥去皮，切段；生薑去皮，切片；枸杞子洗淨，裝入雞腹內，放到燉盅內，加蔥段、薑片，放入清湯、料酒、鹽，將盅蓋好，用濕砂紙封住盅蓋，大火蒸 2 小時即成。

功效　滋補肝腎。

注意　也可以在裡面放點紅棗，有氣血雙補功效。

山茱萸肉粥

材料　山茱萸肉 15 ～ 20 克，粳米 100 克，白糖適量。

作法　粳米淘洗乾淨，山茱萸肉洗淨；將粳米和山茱萸肉放到砂鍋中，加適量清水，大火燒開，轉小火熬到爛熟，加入適量白糖調味即可食用。

功效　滋補肝腎。

注意　發熱期間或小便淋澀者，均不宜食用。

✦瘦人多「火急火燎」，失於和緩

對於瘦人來說，除了五心煩熱外，壞脾氣也讓他們倍感苦惱。雖然「火急火燎」的脾氣會給瘦人帶來一些麻煩，但不必為此憂心忡忡，適當調理，也是可以告別壞脾氣的。

陰陽相生相剋是萬物生生不息的基本要素，也是人體健康與否的根本所在。中醫理論認為，陰陽調和，陰平陽秘，氣血陰陽勢均力敵，氣機的升降出入正常，則身體就安康無事，否則不僅會出現健康問題，還會影響一個人的性格。

每個人都有自己的性格，但性格實際上可以歸結為兩種，一種是偏於和緩、冷靜、沉著，有耐心；另一種是偏於急躁，缺乏耐心。後一種人凡事都急匆匆，總是迫切地在短時間內結束手頭上所有的工作，終日繁忙不止，難得安靜下來休息一會兒。他們不能耐心聽別人講話，並且易激動，沉不住氣，過後又覺得後悔。和前一種人相比，後一種人往往身體偏於瘦弱，平時精力也顯得旺盛。有些人說，精力旺盛身體好。實際上並非如此。

中醫理論認為，陰陽之間的相生相剋狀況可影響人的性格。當陽氣占據主導地位的時候，人的火氣就比較大，性子急躁；而當陽氣虧虛的時候，人顯得過於穩重，對什麼事情都沒有興趣，心態上隨遇而安，這樣的人幸福感也不強。想要擁有好性格，陰陽平衡是關鍵。

陰陽是相對而言的，中醫理論認為人也具有陰陽屬性，其中男為陽，女為陰。陰主靜，所以按道理來說，女人應該具有柔和、謙讓、體貼、慈愛、遇事能沉著應對等多種特質。但在日常生活中，有些女性性格火急火燎，動不動就火氣衝天。

當然，不僅僅是現代女性，古代女性也會如此。有一個成語「河東獅吼」，實際上就是用來形容女人大吵大鬧的。

女性脾氣暴躁，並不是她們有意為之，實際上是控制不了自己。這往往與陰精不足有關係。女性屬陰，以血為養，以血為用。但是女性受生理影響，在絕經前每個月都有月經，這會耗損一定的陰血，再加上女性要經歷胎產孕育，更會耗損陰血，所以相對男性來說，女性往往容易陰虛。

女性要經常滋陰補血，讓自己有個好性格。如果不管不顧，不僅會導致面色萎黃無華、唇甲蒼白、頭暈眼花，還可能出現一些婦科疾患，諸如痛經、閉經、乳房疾病，甚至不孕。

女性要滋陰，丈夫也要理解妻子，寬慰妻子，讓妻子的心能夠有所安慰，也有利於陰陽平和。調整身體的陰陽偏頗，不僅僅是為了自身身體健康，也是為了家庭幸福。

身體瘦弱的男性也可以通過滋陰來去火。另外，夏天是火旺季節，最容易出現陰虛問題，因此夏天要重視滋陰，以防患上暑熱病。

中醫名家小講堂

中醫認為陽主動，陰主靜，陰陽平衡，則動靜相宜，人的性格就好。如果一方有失偏頗，都不利於良好性格的養成，所以需要滋陰潛陽，促進陰陽平衡。

推薦藥膳

芹菜粥

材料 新鮮芹菜 60 克，粳米 100 克。

作法 新鮮芹菜洗淨切碎，粳米淘洗乾淨；將芹菜、粳米放到砂鍋中，加適量清水，大火燒開，轉小火熬到粳米爛熟即可食用。

功效 清熱降火，對於高血壓、糖尿病也有裨益。

注意 此粥作用較慢，需要頻服久食，方可有效。另外，要現煮現吃。

蓮藕粥

材料 蓮藕 50 克，粳米 100 克，白糖適量。

作法 將蓮藕洗淨，刮去外衣，切小塊；粳米淘洗乾淨；將蓮藕、粳米放到砂鍋中，加適量清水，大火燒開，轉小火熬到粳米爛熟即可食用。

功效 補心生血，健脾開胃，滋養強壯。

注意 選用老藕為佳。

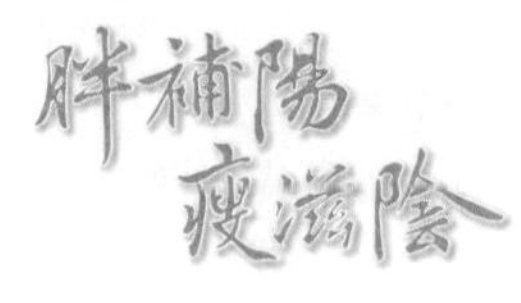

✦「怎麼吃都吃不胖」是瘦人們的通病

有些瘦人怎麼吃都不胖，這一方面是因為陰虛，另一方面是因為脾胃虛。要改變瘦弱的狀況，應當從兩方面著手進行，一方面是滋陰，另一方面是調養好脾胃。

胖人自然煩惱多，瘦人的煩惱也不少。中醫有這樣一句話：「成形始於精，養形在於穀。」其意思無非是男女之精結合孕育了生命，而後天身體的狀況則在於水穀的滋養。**飲食中所攝入的水穀能否變成身體中的營養物質，為身體吸收利用，取決於脾胃的生理功能狀況。因為脾胃負責消化食物，將食物轉變成水穀精微，進而再轉化為氣血，對身體進行滋養。**正因為脾胃的這些生理功能，所以中醫將脾胃稱為後天之本。也就是說，一個人後天身體底子怎麼樣、生命力強不強、身體是否豐腴，實際上都是脾胃說了算。

脾胃功能不好的人，不但身體消瘦，還容易患病。這是因為脾胃之氣就是身體當中的正氣，中醫有這樣一句話：「正氣存內，邪不可干。」這句話的意思就是在身體中正氣充盈的情況下，任何邪氣都是不可能侵犯的。邪氣難侵犯，自然就不容易得病，即使患病了，也比較容易康復。對此，張機曾經說過這樣一句話：「四季脾旺不受邪。」，意思無非就是若想一年四季相安無事，脾胃的生理功能就要強大。

對於陰虛的瘦人來說，若想增肥，讓身體豐腴，具備良好的抗病能力，主要措施就是調養脾胃。

滋陰增肥課堂

1.少思慮

根據中醫五行理論，臟腑與情志相應。一方面臟腑主管不同的情志，另一方面情志也會影響到臟腑的健康狀況。其中，思慮這種情志為脾所主，正常的思慮對脾沒有影響，但若是長久思慮，甚至晚上睡覺之前都在思慮一些事情，這對脾就有影響。思慮多了，容易導致脾氣鬱結。

脾和胃是一對好搭檔，共同完成對食物的消化吸收，若是脾氣鬱結，自然胃也會受到波及，於是容易引發胃痛、胃脹。另外，**脾有散精作用，能夠將水穀精微散到身體各處，發揮充養作用**，如果脾氣鬱結，自然會影響到脾的散精作用，導致身體失養。

一般來說，思慮傷脾的人會有一些不適症狀，如胸脘痞悶、吃東西不香、消化不良、腹脹、便溏、失眠等。若是在日常生活中有這些症狀出現，就應考慮是否是思慮傷了脾。

2.順應自然之道長養脾胃

金代李杲撰寫的《脾胃論》指出：「若夫順四時之氣，起居有時，以避寒暑，飲食有節，及不暴喜怒，以頤神志，常欲四時均平，而無偏勝則安。不然，損傷脾胃，真氣下溜，或下洩而久不能升，是有秋冬而無春夏，乃生長之用陷於殞殺之氣，而百病皆起；或久升而不降亦病焉。」

人生活在自然環境當中，時時刻刻都要受自然因素的影響，因此，隨著自然界氣候的變化採取相應的保健措施是養脾胃的必然之道。《脾胃論》中的這段話充分表明根據氣候變化採取相應保健措施的必要性。如果順應四季的氣候變化，起居有規律，避寒暑，節制飲食，保持良好的心情，脾胃的生理功能就會旺盛，正氣就足，不容易患病，否則疾病就隨時會找上門來。

春天肝氣旺，旺盛的肝氣容易剋脾，導致脾的生理功能減弱，這也就是一些身體瘦弱的人在冬天的時候飲食尚可，但是到了春天食慾缺乏的原因，這實際就是因為肝剋脾導致了脾虛。

夏季多雨，空氣潮濕，身體中的濕氣也很大，尤其是長夏季節，濕氣更大。根據中醫五行理論，脾胃為土，土忌濕，身體中的水濕邪氣最容易傷脾。到了夏天，一些瘦人會便溏、身體沉重，罪魁禍首就是濕邪。夏天為了保持脾胃不受濕邪困擾，不妨吃一些健脾除濕的食物，諸如薏仁、赤小豆、冬瓜等。

秋天天氣燥，燥最容易傷肺。根據中醫五行理論，肺屬金，金能剋木，木又能剋土，所以秋天飲食要注意除燥，多食百合、銀耳等，進而保證脾的安康。

冬天天氣寒冷，寒氣容易損傷脾胃，為此冬天可適當食用一些溫熱性食物，來助脾胃不陽虛，陽氣足了，自然身體就會一點點健壯起來。

中醫名家小講堂

脾胃是氣血化生之源，是一身正氣是否充盈的前提條件，如果說一個人出生前的身體健康狀況取決於先天之本腎的話，那麼後天身體的抵抗能力強弱、身體是否豐腴則取決於脾胃。因此對於陰虛的瘦人來說，滋陰的同時也要照顧好脾胃，這才是長壽之道。

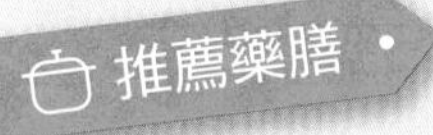

排骨黃豆湯

材料 豬排骨750克，黃豆250克，鹽、料酒、醬油、沙拉油、鮮湯、蔥花、蔥結、薑塊各適量。

作法 豬排骨斬塊，黃豆用清水洗淨待用；鍋中加底油，燒熱後倒入排骨翻炒，加料酒、醬油、鮮湯、黃豆、蔥結及薑塊，燒開後倒入砂鍋燉製；待黃豆和排骨酥爛，挑出蔥結和薑塊，撒上蔥花即可上桌食用。

功效 滋陰潤燥，健脾寬中。

✦ 你是哪類陰虛的瘦人

陰虛的瘦人在滋陰之前，首先應知曉自己是何種陰虛，從而用最適合的方法滋陰，以達到事半功倍的效果。

對於陰虛的瘦人來講，一定要重視滋陰，陰虛的人，肌膚沒彈性，乾乾癟癟，面黃肌瘦。對於陰虛的瘦人來說，若是想多長點肉，少受點罪，就一定要滋陰。有多種滋陰方法可供選擇，不過運用這些滋陰方法之前，首先要明確自己是何種陰虛，才能有針對性地進行調整，用最有效的方法在最短的時間內解決陰虛瘦弱的問題。

陰虛種類及常用滋陰中藥

陰虛種類	相關解釋	症狀	常用滋陰中藥
腎陰虛	腎陰液不足。多由久病傷腎、房事過度，或過服溫燥之品所致。腎為先天之本，腎中陰精是一身陰液的總源，腎陰虧損會引發多種疾病。	腰膝酸軟、兩腿無力、眩暈耳鳴、失眠多夢、形體消瘦、潮熱盜汗、五心煩熱，男子陽強易舉或陽痿、遺精，婦女經少、經閉等。	五味子、黃精、墨旱蓮、女貞子、龜甲膠、石斛、玉竹、山茱萸、枸杞子、西洋參等。

肝陰虛	肝陰液虧虛。多由氣鬱化火、肝病、腎陰不足和其他溫熱病灼傷肝陰所導致。肝陰虛會導致肝風內動，是引發高血壓的主要原因之一。	眩暈耳鳴、脅痛目澀、五心煩熱、潮熱盜汗、口燥咽乾、手足蠕動、經閉、經少等。	枸杞子、熟地黃等。
脾陰虛	脾陰虧虛，失於濡養，散精不足。飲食不節、過食辛辣、恣食肥甘等原因皆可導致。	飢不欲食、肌肉消瘦、體倦乏力、皮膚乾燥、手足煩熱、肌肉痿軟無力，甚至肌肉萎縮、偏廢不用。	石斛、沙參、生地黃、蘆根、烏梅、天花粉、玉竹、麥冬等。
心陰虛	陰液虧損，心神失養，虛熱內擾。由勞神過度、久病或熱病耗傷心陰所致。	心悸、心煩、失眠、易驚、健忘等，嚴重時可出現盜汗、低熱、五心煩熱、口乾等症。	酸棗仁、苦石蓮等。
肺陰虛	肺陰不足，津虧肺燥，失於滋潤清肅，並虛熱內擾。	乾咳、痰少、咽乾、口燥、手足心熱、盜汗、便祕。	西洋參、麥冬、沙參等。

瞭解陰虛的種類後，陰虛的瘦人就可以有針對性地進行調理。陰虛除了可用中藥進行調理外，也可以經常食用一些滋陰的食物。

瞭解陰虛的種類和滋陰的藥物、食物後，還應知道為何會陰虛。只有瞭解了陰虛的原因所在，才能從根本上遠離陰虛，過上健康生活。

陰虛有源於先天的也有源於後天的。先天主要是父母腎精虧虛，導致孕育的孩子出生後腎精不足，腎陰虧損，這樣的孩子要麼有先天疾患，要麼出生後生長發育遲緩。後天主要與縱慾耗精、積勞、飲食不調、過食辛辣及一些慢性疾病有關。另外，睡眠狀況不佳也是導致陰虛的一個非常主要的原因，需要給予足夠重視。

現代人夜生活豐富，每天都熬到很晚才睡覺。根據中醫理論，夜晚屬陰，只有保持充足的睡眠才能夠滋陰，補充白天所消耗的陰精。

所以，要澈底遠離陰虛，重視滋陰是非常關鍵的，重視調養，養成健康的生活習慣，擁有一個良好的心態，是滋陰的重要方法。

滋陰食物

陰虛種類	滋陰食物
腎陰虛	黑芝麻、黑豆、黑米、黑木耳、海帶、紫菜、烏骨雞等。
肝陰虛	鴨肉、海蜇、藕、金針菇、生梨及其一些綠色的食物。
脾陰虛	桑葚、小米、南瓜等。
心陰虛	牛奶、雞蛋、甲魚、干貝、海參、蛤蜊等。
肺陰虛	鮮藕、雪梨、干貝等。

中醫名家小講堂

陰虛的瘦人往往睡眠狀況不佳，臨睡前可喝杯牛奶來寧心安神，促進睡眠。也可在臨睡前喝一杯蜂蜜水或女貞子茶，都有助於改善睡眠品質，沖泡方法是在砂鍋中倒入適量清水煮沸，再放入女貞子、覆盆子各5克煮3分鐘；然後把10克枸杞子放入碗中，將煎好的藥汁沖入即可。

推薦藥膳

西洋參蓮藕燉排骨

材料　西洋參、酸棗仁各12克，當歸、熟地黃各6克，排骨300克，蓮藕200克，鹽適量。

作法　排骨剁塊，洗淨，用開水焯一下；西洋參、酸棗仁、當歸、熟地黃洗淨，用紗布包好；蓮藕去皮，洗淨，切片；將處理好的排骨和紗布袋放到砂鍋中，大火燒開，轉小火，放入藕片，燉至排骨、藕片爛熟去紗布袋，加入適量鹽調味即可食用。

功效　滋陰補血。

注意　蓮藕有較好的滋陰功效，性涼，滋陰兼可清熱，並且又不損傷脾胃，所以陰虛的瘦人可常食。

女貞子燉雞

材料　女貞子20克，烏骨雞1隻，料酒、生薑、鹽各適量。

作法　烏骨雞宰殺，處理乾淨，剁塊，用開水焯一下；女貞子洗淨；生薑去皮，洗淨，切片；將處理好的烏骨雞、女貞子、生薑片放到砂鍋中，大火燒開，放入料酒、鹽，小火燉至烏骨雞爛熟即可食用。

第八章 瘦人要吃好，滋陰養血的食物讓身體不乾巴

身體裡的津液、血不足，就無法與陽氣抗衡，而導致陽氣偏亢，出現陰虛有火的情況，這實就需要滋陰養血來調養身體。

✦ 鴨肉滋陰，瘦弱有火的人可常食。

鴨肉具有較高的營養價值，有滋陰養津功效，瘦弱有火的人可常食，促進身體健康，讓身體日漸豐腴。

相對於胖人來講，瘦人一般情況下會有口、唇、舌、咽部乾燥，腹脹、口臭、便祕、眼乾、情緒急躁、失眠、口舌生瘡等症狀。這是因為身體裡津液、血不足，導致火氣比較大。這些人即使胃口比較大，不挑食，但身體仍比較瘦弱，屬於乾吃不胖一族。

乾吃不胖是身體不健康的表現。倘若身體比較健康，臟腑器官生理功能正常，陰陽氣血調和，

身體應該是豐腴的，顯得強勁有力，精神狀態飽滿。

對於瘦人們來說，身體裡面的火氣大，並不是陽氣過盛，而是精、血、津、液這些陰精相對不足，不能制約陽氣，才導致陽氣偏亢。下需要滋陰補虛來使火大的症狀得以改善，滋陰不妨試吃鴨肉。**鴨肉是常用的食療之物，具有較好的滋補功效**。中醫認為鴨肉性寒、味甘，有滋補、養胃、補腎等作用。體內有熱、體質虛弱的人食之更為有益。

中醫認為，鴨肉有一個非常突出的特點，就是「涼補」。食用鴨肉一方面能清虛火（陰虛則陽氣相對亢奮，易導致虛火上升），另一方面鴨肉還能滋補陰精，具有良好的補養功效。對於鴨肉的功效，《本草綱目》中記載：「鴨肉味甘，冷，無毒，入脾、胃、肺及腎經；具有滋五臟之陰，清虛勞之熱，補血行水，養胃生津，止咳息驚之功效。」

身體瘦弱有火的人，用鴨肉來進補，比較適宜的烹調方法為燉湯。用鴨肉燉湯能將鴨肉中的營養成分充分釋放到湯飲中，其滋味還比較鮮美，有助於增強食慾，發揮較好的滋補作用。因此，保健養生、滋陰去火不妨常喝老鴨湯。用老鴨燉湯，也可以放些蓮藕、冬瓜等蔬菜，葷素搭配，發揮營養互補的效果。

雖然濃香、清潤的老鴨湯，比較適合陰虛身體瘦弱的人食用，但身體健康的人在乾燥容易上火的季節，也可以適當喝點鴨湯來除燥，防止陰虛上火，同時強健脾胃。

玉米老鴨湯

材料　老鴨 1 隻，玉米 2 根，生薑 1 塊，鹽、料酒各適量。

作法　老鴨宰殺，處理乾淨，剁塊，過一下開水；玉米洗淨，切段；生薑去皮，洗淨，切片；將處理好的鴨肉和玉米放到砂鍋中，加適量清水，放入料酒、薑片，大火燒開，轉小火煲 2 小時，放入鹽調味即可食用。

功效　滋陰去火，補虛增肥。

注意　這道湯飲要少放鹽，以防破壞了玉米的甘甜之味。

中醫名家小講堂

雖然鴨肉有較好的進補功效，倘若患者脾胃虛寒，或者是自身的陽氣比較虛，有口淡不渴、四肢不溫、大便稀溏、四肢水腫、畏寒喜暖、小便清長或不利、婦女白帶清稀而量多等諸多陽虛症狀，就不適宜用鴨肉來進補了。鴨肉畢竟屬於寒涼之物，滋補不當會進一步損傷陽氣，不利於身體健康。

推薦藥膳

滋補老鴨湯

材料 老鴨 1 隻，山藥 200 克，生薑 1 塊，小蔥 3 ～ 4 根，鹽、胡椒粉、料酒各適量。

作法 老鴨宰殺，處理乾淨，剁塊，過一下開水；將山藥洗淨，刮去外皮，切滾刀塊狀，清水浸泡備用；生薑去皮，洗淨，切片；小蔥去皮，洗淨，切成蔥花；將處理好的鴨肉放到砂鍋中，加適量清水，放入料酒、薑片，大火燒開，轉小火燉 1 小時；山藥控乾水分投入砂鍋內，再次滾開鍋後，轉小火煲至山藥爛熟，調入鹽、胡椒粉，撒上蔥花即可食用。

功效 滋陰去火，補虛增肥。

注意 腹脹者可加少許陳皮來理氣。

✦烏骨雞益氣養血，很適合瘦人進補

烏骨雞具有滋陰、補腎、養血、益肝等多種保健養生功效，瘦人可常食，不僅能補虛強身，還有助於美容養顏，讓瘦人更豐腴、更漂亮。

對於瘦弱之人來說，一般氣血都是比較虛的。瘦弱之人，陰虛有火，陰損及陽，所以陰虛時間長了可導致陰陽氣血俱虛。這種情況下就需要並補，來增強身體功能。

陰陽氣血並補，烏骨雞是眾多食材當中比較好的一種。提起烏骨雞，相信很多女性不禁會想到烏雞白鳳丸。烏雞白鳳丸是比較著名的婦科中成藥，其主要成分是烏骨雞，氣血、陰陽兩虛者均適用。

烏雞白鳳丸中的烏骨雞是一味主藥，當然，也是一味具有良好保健養生功效的食材。烏骨雞全身都是黑的，根據中醫五行學說，黑色入腎，黑色的食材能養腎，烏骨雞具有補腎功效。腎為先天之本，腎中的陰陽是一身陰陽根本所在，所以強腎就是強身，也就強壯了其他臟腑。

烏骨雞還能養脾胃，這是因為其性平，味甘，甘味最養脾胃。脾胃為後天之本，是氣血化生之源，烏骨雞能強脾胃，自然就有助於強氣血。**脾腎之間是先天後天之間的關係，脾的運化功能正常，能不斷地充實腎精，烏骨雞能使先天不足的人、後天失養的人均轉弱為強。**對此，明代張介賓

瘦者，
養身先滋陰

所著的《景岳全書》中有這樣的闡述：「人之自生至老，凡先天之有不足，但得後天培養之力，則補天之功，亦可居其強半。」從這句話中不難看出補脾的重要性。烏骨雞可先後天同補，自然食之益處多多。

當然，食用烏骨雞能否取得較好療效，還取決於心情是否舒暢，是否經常順筋活絡等。所以，對於瘦人們來說，若想增肥強身，食療補養的同時，還應調養情志、適當運動，來增強食療功效。

蓮藕烏骨雞湯

材料　烏骨雞 1 隻，蓮藕 200 克，生薑、鹽、料酒各適量。

作法　烏骨雞宰殺，處理乾淨，剁塊，過一下開水；蓮藕去皮，洗淨，切片，用清水浸泡；生薑去皮，洗淨，切片；將處理好的烏骨雞肉和生薑片放到砂鍋中，加適量清水，放入料酒，大火燒開，轉小火煲 1 小時，放蓮藕；燉到蓮藕爛熟，放入鹽調味即可食用。

功效　滋陰去火，補虛增肥。

注意　燉湯的時候一定要用小火，這樣燉出來的湯飲滋味鮮美，營養價值也比較高。

中醫名家小講堂

烏骨雞有氣血雙補功效，是一味平補之物，所以不僅僅適合瘦人食用，也適合胖人。食用烏骨雞能補虛，有效增強體質，加上其性不滋膩，不會損傷脾胃，可常食。

推薦藥膳

枸杞紅棗烏骨雞湯

材料　烏骨雞 1 隻，枸杞子 40 克，紅棗 20 顆，生薑、鹽、料酒各適量。

作法　烏骨雞宰殺，處理乾淨，剁塊，過一下開水；紅棗洗淨；枸杞子洗淨；生薑去皮，洗淨，切片；將處理好的烏骨雞肉和紅棗、枸杞子、生薑片放到砂鍋中，加適量清水，放入料酒，大火燒開，轉小火煲 1 個半小時，放入鹽調味即可食用。

功效　滋陰去火，補虛增肥。

注意　也可以少用一些紅棗，不過用的時候要將棗拍碎，以便營養成分釋放到鮮美的湯飲之中。

✦黑豆個小功效大，滋陰補血身形更完美

黑豆又名烏豆，味甘，性平，主要功效為滋陰補腎，陰虛患者可常食，對身體健康大有裨益。

滋陰補血建議經常吃黑色食物，飲食上最好不離「黑五類」。不僅僅是身體瘦弱者，即使是身體比較胖的人，也要經常吃點黑。所謂的「黑五類」，就是黑色的食物，一般指黑木耳、黑芝麻、黑豆、黑米和黑棗。這裡重點說一下黑豆。

黑豆入腎，一直被人們視為藥食兩用的佳品，有「腎之穀」的美譽。對於黑豆的功效，李時珍在《本草綱目》中記載：「常食黑豆，可百病不生。」經常吃黑豆可防範疾病發生，就是因為黑豆具有良好的補腎功效。中醫認為腎為先天之本，是人體強壯之源，決定了臟腑功能的盛衰。一旦腎虛，耗傷精氣，必將損及五臟六腑，影響氣血化生，導致陰陽氣血失調。黑豆具有滋陰補腎功效，可滋腎陰、益肝腎、強筋骨，使人健康長壽、精力旺盛。

黑豆不僅可內服，也可外敷，作染髮之用。市場上的染髮劑對健康不利，加上有些人容易過敏，這種情況下黑豆就可以派上大用場。早在隋唐時期，就記載了一種用黑豆染髮的方法——「大豆煎」。方法是將黑豆放在醋中浸泡二十四～四十八小時，然後一同加熱煮爛，濾去渣子，用小火

慢慢熬成膏狀，天然的染髮膏即成。

黑豆內服能補腎，不僅有助於強身，還有助於美容養顏、烏髮；外用也能發揮烏髮功效。經常吃點黑豆，氣色會越來越好，頭髮也會越來越烏黑、柔順。可見，對於瘦人們來說，每天吃點黑豆，強身又養顏，真可謂好處多多。

總之，黑豆是物美價廉的滋補佳品，具有防衰老、保健益壽、防病治病、烏髮美容等多種功效。經常吃點黑豆能耳聰明目、輕身、肌膚潤澤、精力充沛。

黑豆湯

材料　黑豆 150 克，紅棗 10 顆，紅糖適量。

作法　黑豆洗淨，提前浸泡 12 小時；紅棗洗淨；黑豆放到砂鍋中，大火燒開，轉小火燉到黑豆爛熟；放入紅棗和紅糖，小火熬 30 分鐘，即可食用。

功效　滋陰去火，補虛增肥。

注意　燉湯的時候一定要用小火，這樣燉出來的湯飲滋味鮮美，營養價值也比較高。

中醫名家小講堂

黑豆雖然有較好的補腎功效，但食用要適量，過量食用則損脾胃。孫思邈說：「黑豆少食醒脾，多食損脾。 」此外，中醫還有「黑豆性利而質堅滑，多食令人腹脹而痢下」的說法。可見，黑豆食用過量不利於脾胃健康。

推薦藥膳

黑豆烏骨雞湯

材料　烏骨雞 1 隻，黑豆 150 克，何首烏 100 克，紅棗 10 顆，生薑、鹽、料酒各適量。

作法　烏骨雞宰殺，處理乾淨，剁塊，過一下開水；黑豆放入鐵鍋中乾炒至豆衣裂開，再用清水洗淨，晾乾備用；紅棗洗淨；何首烏洗淨；生薑去皮，洗淨，切片；將處理好的烏骨雞肉放到砂鍋中，加適量清水，放入料酒、何首烏、紅棗、薑片，大火燒開，轉小火煲 3 小時，放入鹽調味即可食用。

功效　滋陰補腎，增肥養顏。

注意　此湯不可用鐵鍋，以防影響療效。

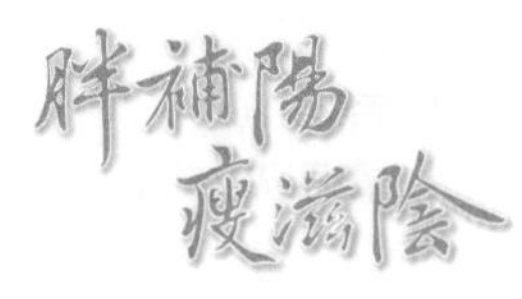

✦蓮藕燉肉滋陰助長肉，美麗好享受

藕微甜而脆，可生食也可做菜，具有較高的藥用價值。藕能清熱滋陰，還能滋補脾胃，所以是婦孺童叟、體弱多病者的上好滋補佳品。

身體瘦弱的陰虛之人，滋陰不妨試試蓮藕。**蓮藕可生食也可熟食，而且藥用價值相當高，是歷代醫家推崇的養生食物，有「靈根」之美名。**藕生食和熟食功效不同。中醫認為生藕性涼，味甘，能清煩熱、止嘔渴，還可消瘀。婦女產後或者是慢性疾病患者，體內往往有瘀血。瘀血既是病理產物，又可成為繼發性致病因素，因此這兩類人更要重視除瘀。蓮藕有除瘀功效，食之不會損傷脾胃。正是因為生藕有良好的保健功效，所以民間有「新採嫩藕勝太醫」之說。

熟藕的功效也不遜色。**如果說生藕偏重於清熱除瘀血，那麼熟藕則偏重於滋陰，有養胃滋陰、健脾益氣的功效，適合陰虛之人食用，是老幼體虛者理想的營養佳品。**藕能滋陰強身，所以身體瘦弱的人不妨常食。

當然，身體瘦弱的人除了注重食療外，更應該重視睡眠。睡眠是比較好的一種滋陰方法。但一般情況下，陰虛有火的人睡眠狀況不佳，失眠、多夢似乎是常有的事情，這讓很多瘦人頭疼不已。這裡建議陰虛睡眠不佳者，經常做一下舒展形體的運動，有助於消除疲勞，促進氣血循行，進而睡得香甜。另外，臥室要乾淨整潔，儘量營造溫馨的氛圍，這有助於放鬆身心，提高睡眠質量。還應注意晚上睡眠的時候不要想事情，以防引起大腦興奮，導致入睡困難。總之，只有注重養生，愛惜身體，才能健康長壽。

中醫名家小講堂

蓮藕能滋陰，並且不傷脾胃，所以陰虛的患者可以經常吃蓮藕，不僅能瀉火，還有助於身體強壯，是一味較好佳餚。

推薦藥膳

蓮藕燉牛肉

材料 蓮藕350克，牛腩600克，八角、桂皮、生薑、乾辣椒、香菜、料酒、雞粉、植物油、鹽各適量。

作法 蓮藕去皮，洗淨，切片，浸泡到清水當中；牛腩清洗一下，用熱水浸泡20分鐘，撈出洗淨，切塊；香菜洗淨，切末；坐鍋點火，鍋熱後放入植物油，油熱後放入八角、乾辣椒、生薑，炒香後放入牛腩，煸炒出香味停火；將煸炒後的牛腩放到砂鍋中，放八角、桂皮、生薑，烹入料酒、雞粉，加適量清水，大火燒開，轉小火燉至牛肉快熟時，放入藕片；繼續小火燉，燉到藕爛熟，放入香菜末和鹽調味即可食用。

功效 滋陰強身，常食有助於增強身體免疫能力。

注意 蓮藕切片後，一定要用清水浸泡，防止其氧化變黑，影響食療效果。

✦ 蘑菇是滋陰的全效食品，讓瘦人們更強壯

蘑菇營養豐富，有補虛強身的功效，比較適合瘦人食用。但蘑菇種類多，不同的蘑菇功效也不同，所以食用之前要有所瞭解。

瘦人想身體強壯，告別弱不禁風，自然也要補。經常吃點蘑菇，就有氣血雙補的功效。蘑菇鮮美異常，風味極佳。

蘑菇不僅味美，還是補虛強身的一把好手。蘑菇能給人體提供豐富的營養，增強抵抗疾病的能力。蘑菇種類多，經常食用的有金針菇、香菇、草菇、猴頭菇、平菇、茶樹菇等，這些蘑菇固然都有強身補虛的功效，但作用也有區別。下面來具體介紹一下。

蘑菇的種類與功效

種類	功效	營養價值
金針菇	性寒，味甘、鹹。具有補肝腎、益腸胃、抗癌的功效。	含有多種人體必需胺基酸，且含鋅量比較高，適當食用可益智，所以也有「增智菇」的美譽；可抑制血脂升高，降低膽固醇，防治心腦血管疾病。

香菇	性平，味甘。具有補脾胃、化痰理氣、益味助食等功效。食慾缺乏、身體虛弱者可常食，有助於增強食慾，補虛強身。	各種維他命含量豐富，維他命D含量尤其豐富，可預防維他命D缺乏導致的佝僂病，也可預防人體各種黏膜及皮膚炎症；可預防血管硬化，降血壓和膽固醇。
草菇	性涼，味甘、微鹹。具有補脾益氣、強身、清暑熱等功效。	維他命C含量高，能促進人體新陳代謝，提高身體免疫力，增強抗病能力；具有較好的解毒功效；含有一種異種蛋白物質，可殺死癌細胞，適合癌症患者食用。
猴頭菇	性平，味甘。有利五臟、助消化、滋補身體等功效。	含有多種胺基酸和豐富的多醣體，能助消化，對胃炎、胃癌、食管癌、胃潰瘍、十二指腸潰瘍等消化道疾病有較好療效；含不飽和脂肪酸，可調節血脂；延緩衰老；增強身體免疫能力和抗病能力。
平菇	性平味甘，能改善人體新陳代謝、增強體質。	含有硒、多醣體等物質，有抗癌功效；含有多種維他命和礦物質，可增強體質，肝炎患者、消化系統疾病患者均可食用；可降血壓。
茶樹菇	性平，味甘。有健脾、止瀉、滲濕、利尿等功效。	含大量抗癌多醣，有很好的抗癌作用；維他命和礦物質含量豐富，可提高人體免疫力、增強人體防病能力；可防治小兒尿床。

蘑菇種類不同，保健功效也略有側重，對於瘦人來說，如果脾胃不好怕進食寒涼食物的話可以食用性平味甘的蘑菇，諸如香菇、茶樹菇、猴頭菇。金針菇性寒，脾胃不佳者食用要慎重。

中醫名家小講堂

蘑菇是人們經常食用的食材，雖然蘑菇的營養豐富，但食用時要對不同種類的蘑菇功效有所瞭解，選擇最適合自己的，才能發揮較好的滋補功效。

推薦藥膳

猴頭菇木耳燉雞

材料　母雞 1 隻，猴頭菇（水發後）250 克，木耳（水發後）100 克，雞湯、生薑、白胡椒粒、鹽、糖、米酒、生抽各適量。

作法　母雞宰殺，處理乾淨，剁塊，用開水　焯一下；木耳洗淨，撕小塊；猴頭菇洗淨；生薑去皮，洗淨，切片；將雞塊、生薑片、白胡椒粒放到砂鍋中，加適量雞湯，大火燒開，小火熬 1 小時，放入猴頭菇和木耳，放入糖、米酒、生抽，小火燉 30 分鐘，加適量鹽調味即可食用。

功效　補虛強身，健脾益氣。

注意　為了防止攝入過多油脂，在燉雞的時候要將上面的浮沫和漂浮在上面的油去掉。另外，高血壓、高血脂患者要少食。

山藥補五臟之精，讓你美麗還長肉

五臟之精的狀況直接決定了五臟生理功能的盛衰，若要五臟的生理功能正常，預防臟腑虛衰，就要補充五臟之精。補充五臟之精可以增加山藥的攝入量，這是因為山藥是補五臟之精的好食材。

五臟即心、肝、脾、肺、腎的合稱。臟，古稱藏，所以中醫也稱為「五藏」。古時之所以將五臟稱為五藏，是有一定原因的。中醫理論認為，**五臟主要生理功能是藏精**。

中醫所說的精包括兩方面，一方面是先天之精，另一方面是後天之精。所謂的先天之精就是來源於父母的生殖之精，先天之精的強弱直接決定了所孕育後代的身體素質狀況。後天之精是由脾胃通過將飲食攝入的水穀進行消化吸收而來的。**腎可藏先天之精和後天之精，而其他的臟腑所藏的均為後天之精**。

不管是先天之精還是後天之精，均是維持人體生長發育和生命活動的物質基礎。正是因為腎中精氣的不斷充盈，才有齒更髮長，才有了孕育能力，氣血才能充盈，身體抵抗能力強，生殖功能旺盛。當然，除了腎精外，其他臟腑之精也是功不可沒的。總之，臟腑之精充盈，身體健康才能得到保證，也才能更具活力。

精足不僅關乎身體方面，也關乎一個人的精神狀況，關乎一身之氣。正因為如此，中醫才有「精滿則氣壯，氣壯則神旺」之說。一個人若是在日常生活中，說話經常有氣無力，做什麼事情都沒有幸福感，平常精神萎靡不振，這種人不僅需要心理調試，也需要補五臟之精。通過補五臟之精來讓自己精力充沛。臟腑之精還有固護身體、抗禦外邪的作用，這就是中醫所說的「正氣存內，邪不可干」的道理。

五臟之精虧虛的表現

五臟之精	症狀表現
肝精	肝主筋，所以肝之陰精能養筋。若是肝精不足，筋失所養，就會筋骨疼痛。肝精不足，肝陽偏亢，則會出現肢體震顫等症。肝主目，肝精血不足，眼睛失養，眼睛就會乾燥。
腎精	腎主生殖。若是腎精不足，生殖能力必將受到影響，會出現不孕不育、陽痿、早洩、月經不調等諸多問題。腎精能化生腎氣，腎氣是人生長壯老死的根本所在。因此無論是為了「性福」，還是為了自身身體健康，都應重視養護腎精，保證腎精不虧虛。
心精	心精不足主要體現在血不養心，一般會出現心悸、頭昏目眩、面色少華等不適症狀。
脾精	脾陰虧虛，脾失於濡養，導致脾散精不足、運化失常。脾精不足，主要症狀表現為飢不欲食、肌肉消瘦、體倦乏力等。一般來講，營養不良者都應該重視對脾胃的調理。

肺精

肺精能濡養肺，若是肺精不足，肺失所養，人就會出現呼吸方面的問題，這是由肺司呼吸的功能所決定的。另外，肺與大腸互為表裡，肺精不足還會影響大腸的傳導功能，使患者出現腸燥便祕的問題。肺主皮毛，所以肺精不足，還會導致皮毛失養，使患者出現皮膚粗糙、毛髮枯槁等問題。

五臟之精都具有十分重要的作用，所以臟腑之精不能虛。若是臟腑之精不足，就要補其不足，以維持臟腑正常的生理功能。

山藥可補五臟之精，尤其是對肺、脾、腎之精補益功效更佳。山藥為白色，根據中醫五行理論，白色入肺，所以山藥能滋陰潤肺，對肺發揮良好的滋補作用。山藥味甘，甘味入脾，脾胃為後天之本，脾又能輸布水穀之精，可以涵養臟腑和身體。山藥還能補腎生精。腎是一個人先天和後天身體狀況的決定性因素。若是腎的生理功能不佳，必將身體衰弱，出現早衰，甚至危及生命。因此不妨經常吃點山藥以補五臟之精。

經常吃點山藥，不僅身體好，容顏也好。對此，一些中醫古籍裡面也有記載，諸如《神農本草經》認為山藥能「補虛羸……長肌肉」；《本草綱目》認為山藥有「益氣力，長肌肉，強陽，久服耳目聰明，輕身不飢，延年」，並能「潤皮毛」；《太平聖惠方》認為山藥可「益顏色」；近代名醫張錫純在《醫學衷中參西錄》中說：「山藥之性，能滋陰又能利濕，能滑潤又能收澀，是以能補肺補腎兼補脾胃，且其含蛋白質最多，在滋補藥中誠為無上之品，特性甚和平，宜多服常服耳。」

山藥對皮膚乾燥、毛髮枯萎、肌肉消瘦、「豆芽菜」體型的人有較好的美容保健效果。

中醫名家小講堂

關於如何養生，中醫有這樣一句話：「欲不可縱，縱則精竭。精不可竭，竭則真散。蓋精能生氣，氣能生神，故善養生者，必寶其精，精盈則氣盛，氣盛則神全，神全則身健，身健則病少。神氣堅強，老而益壯，皆本乎精也。」精氣神是人身之三寶，而氣與神都離不開精這個物質基礎，所以在日常生活中要節制慾望、控制性慾，以此達到強壯身體的目的。

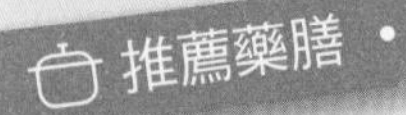

山藥排骨湯

材料 排骨500克，山藥、鹽、八角、料酒、雞精、生薑各適量。

作法 排骨剁塊，在溫水中浸泡一會兒，也可以用淘米水來清洗，洗淨，用開水焯一下；山藥去皮，洗淨，切塊；生薑去皮，洗淨，切片；將排骨放到砂鍋中，加適量清水，倒入料酒，放入八角、薑片，大火燒開，轉小火燉1個半小時加入山藥，燉到山藥爛熟加鹽、雞精調味即可食用。

功效 補臟腑之精，促氣血化生。

注意 燉湯時要少放鹽。

✦芹菜，廣受大眾歡迎的清熱菜

芹菜是常見的綠葉蔬菜，水嫩多汁，有清熱功效，適合容易上火的瘦人食用。

芹有水芹、旱芹之別。水芹，又叫河芹、水英，主要生長在潮濕的地方。旱芹生於平地之上，一般來說我們吃得芹菜主要是旱芹。和水芹相比，旱芹藥用更佳，氣味也更濃烈，所以也有香芹之稱。

芹菜根有赤色和白色兩種，赤色有毒，不宜食用。對此，《本草綱目》中有「赤芹害人，不可食」的警告。

芹菜性涼，能清熱，有助於抑制過亢的肝陽，發揮清熱降火的作用。對於容易上火的瘦人來說，陰虛陽亢為本，所以防治策略應為平肝息風。

火熱邪氣可傷陰。陰有滋養作用，陰虛身體失養則形體瘦弱，這樣的人一定要重視調養，否則身體健康就會出現多種問題。芹菜能清熱，還能補血。這是因為芹菜含鐵量較高，所以能發揮補血作用，若是血虛不妨適當吃點芹菜，尤其是女性月經後要重視補血，可以適當吃些芹菜。

中醫名家小講堂

肝火大、身體瘦弱的人往往血壓比較高，芹菜還能發揮降壓功效，所以有高血壓的人可常食。

推薦藥膳

芹菜炒香乾

材料　芹菜 100 克，香乾 1 塊，香蔥、鹽、植物油各適量。

作法　芹菜去根，洗淨，切段；香乾洗淨，切絲；香蔥洗淨，切碎；香芹入開水焯一下；坐鍋點火，鍋熱後放入適量植物油，油熱後放入香蔥，煸炒出香味放入香乾，急火快炒，炒 3 分鐘左右，投入芹菜，煸炒一下，加入適量鹽即可食用。

注意　芹菜葉子的養生功效更好，不宜棄用。

功效　滋陰清熱，促氣血化生。

芹菜粥

材料　新鮮芹菜 60 克，粳米 50 ～ 100 克。

作法　將芹菜洗淨切碎；粳米淘洗乾淨，入砂鍋，加適量清水，大火煮沸，放入切碎的芹菜，小火熬到米爛熟即可食用。

注意　女性常食，可補虛強身。

功效　滋陰清熱，促氣血化生。

瘦者，
養身先滋陰

第九章 人人自帶「增肥藥」，「滋陰穴」讓人更有型

穴位治療是最好的強身妙藥，身體瘦弱的人不妨經常對這些穴位進行刺激，以強大氣血，讓身體豐腴的同時也能更健康。

✦「三陰交穴」滋補肝脾腎，增肥有指望

三陰交穴，是脾經、肝經、腎經交匯穴，有助於增強肝、脾、腎三臟的生理功能，進而強氣血，壯身體。對於身體瘦弱之人來說，經常刺激三陰交穴，增肥就不是夢想。

三陰交穴是脾經、肝經、腎經交匯穴，對此穴位進行刺激，可以激發肝、腎、脾三臟的生理功能，而肝、腎、脾三臟生理功能的強弱又決定了血液是否充盈。可以說，刺激這個穴位就是在給人體補血。對於身體瘦弱之人來說，刺激三陰交穴不僅有助於補血增肥，還能遠離一些疾患困擾。

刺激三陰交穴能補血，因為對這個穴位進行刺激能增強肝、脾、腎三臟的生理功能，進而發揮

強氣血的功效。我們先來瞭解一下腎的作用。中老年人都很重視補腎。因為腎中精氣的狀況決定了一個人的生長壯老死。中老年人腎中的精氣日漸不足，所以身體狀況也會日漸不佳，如果不加以調養補虛，腎中精氣虧虛嚴重，就會加快衰老，容易出現身體健康方面的問題。

腎精和血之間是相互滋生的關係，精可化血，血可生精。腎中精氣不虛，就有助於促血化生，血液是身體的營養液。為此把腎補好就能發揮增肥強身的功效，更有助於益壽延年，讓老年人平安度過晚年。

和腎一樣，肝也是一個與身體健康息息相關的臟腑。中醫認為肝主疏洩，肝好，一身氣機就順暢，心情就好。有些瘦人平常鬱鬱寡歡，可以從調肝著手，讓自己擁有一個好心情。心情舒暢了，身體自然也就健康了。

中醫認為，脾為後天之本，氣血生化之源。脾胃功能正常，氣血旺盛，則肌膚營養充盈，自然不會乾枯萎黃。一旦脾虛，氣血不得化生，津液得不到布散，氣滯血瘀，自然身體就比較瘦弱。另外，中醫認為脾主肌肉。脾的生理功能狀況和肌肉的關係也很密切。脾胃對食物的消化吸收能力下降，肌肉得不到由脾源源不斷輸送的水穀精微的滋養，不僅會導致身體瘦弱，甚至還會

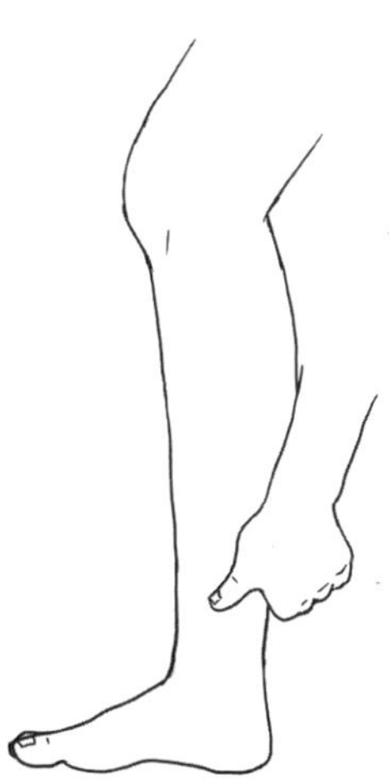

按揉三陰交穴

導致肌肉萎縮。對此，中醫古籍《黃帝內經．素問．太陰陽明論》：「脾病……筋骨肌肉皆無氣以生，故不用焉。」

增肥、美容、祛病、延年，這是每個人都在努力做的事情。做到這些，就要養好肝、脾、腎。養好肝、脾、腎最好的法子就是刺激三陰交穴，每天揉一揉、按一按，驚喜就會出現。

滋陰增肥課堂

1.按摩三陰交穴

三陰交穴在小腿內側，內踝尖上三吋，脛骨內側緣後方。用拇指對三陰交穴進行按揉，每次可按揉十分鐘左右，應長期堅持，方有較好療效。

2.艾灸三陰交穴

將艾條點燃，對準三陰交穴進行艾灸，每次可艾灸十～二十分鐘。

中醫名家小講堂

對於女性來說，三陰交穴是一個非常重要的穴位，有養血補血作用。女人以血為本，以血為用，因此要關照好此穴位。另外，也可以經常刺激關元穴。關元穴是保健養生的大穴，對關元穴進行刺激，有助於增強臟腑的生理功能，使氣血和順，陰陽和調，有助於增強身體的免疫能力。

✦「陰陵泉穴」顧名思義，滋陰大穴養生很給力

陰陵泉穴五行屬水，能滋陰去火，因其是脾經上的合穴，所以也可改善脾胃，增強脾胃對血的化生，從而加強滋陰功效。

女人滋陰不妨經常對一些滋陰大穴進行刺激，陰陵泉穴就是其中的一個。陰陵泉穴乃足太陰脾經合穴。**中醫所說的合穴是指經氣較盛、能深入臟腑、增強臟腑生理功能的穴位。**因此在日常生活中可利用好脾胃的合穴，以使脾胃相互配合，促進對食物的消化吸收和營養輸送，此來促進血的化生，達到滋陰的目的。**脾的合穴為陰陵泉穴，胃的合穴為足三里穴**，這兩個穴位都是保健養生經常用到的穴位，其原因無外乎兩個穴位所在處經絡之氣強，有助於改善臟腑狀況，從而調和身體中的陰陽氣血偏頗。

雖然脾胃經上的其他穴位，也可以增強脾胃生理功能，但合穴經絡之氣最強，因此安撫脾胃的功能也最好，不妨常用。

根據中醫五行理論，穴位和臟腑一樣也具有五行屬性，也具有相關的五行屬性特徵。陰陵泉穴五行屬水，水性寒，因此這個穴位能清燥利濕，還能滋陰。

陰虛的時候往往會感覺到燥熱，陰虛越嚴重，往往燥熱也就越嚴重。尤其是春秋兩季，身體更

是燥得很。春天與肝相應，到了春天肝陽開始升發，相對其他季節而言，人的心情也會比較舒暢，即便沒有什麼高興的事情，也會感覺比較愉悅，這實際上就得益於肝主升發的作用。但春天肝氣升發過旺，就會導致內熱，陰陵泉穴能除熱，因此春天不妨常按陰陵泉穴，以瀉掉多餘的火氣。

另外，春天肝火旺會損傷脾胃，所以脾胃也比較容易生病。陰陵泉穴能滋陰、強脾胃，只要春天的時候多按，身體就會安，就會少生病。有些小孩子脾胃較弱，正氣不足，春天氣候一下子轉暖，氣候變化大，身體容易出現不適。為了預防小孩子患病，春天的時候也可以多按陰陵泉穴。

秋天也要經常刺激陰陵泉穴，以緩解秋燥。五行中肺屬金，脾屬土，土能生金。但秋天屬金，性燥，所以秋天肺容易陰虛而導致身體燥熱。如果原本就陰虛，到了秋天，內熱會加重，出現咽喉疼痛、嗓子乾燥、皮膚乾癢等症狀，這些身體不適會嚴重影響脾胃和肺的健康，也會影響人的心情。

陰陵泉穴能清熱，能滋陰，還能呵護好脾胃，因此春秋兩季多按按，就能輕鬆解決燥熱的問題，同時還能讓自己有一個好胃口。

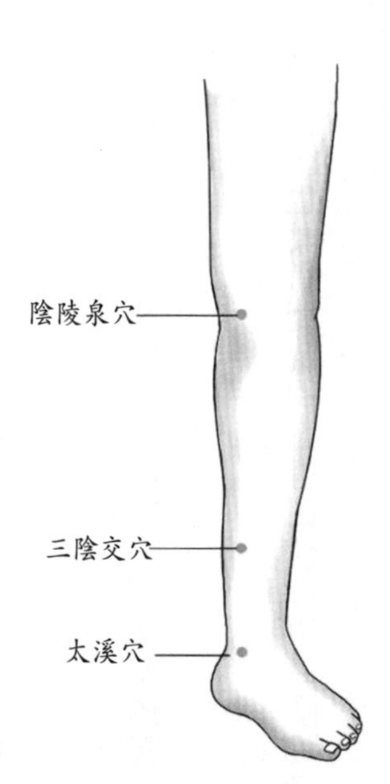

激陰陵泉穴

滋陰增肥課堂

按揉陰陵泉穴

每天用大拇指對陰陵泉穴按揉三～五分鐘即可，陰陵泉穴在小腿內側，脛骨內側髁後下方的凹陷處。需要長時間堅持，可強脾胃，滋陰去火。

中醫名家小講堂

有些老年人小腿經常腫脹，這與脾胃不和有關係，陰陵泉穴能除濕健脾，所以也可消腫。常揉陰陵泉穴，消小腿腫脹效果好。

✦「照海穴」滋陰效果強，迅速滋陰迅速胖

照海穴是腎經上的穴位，對此穴位進行刺激，可滋陰清火，對於改善腎陰虛所致身體不適有所幫助。

照海穴使陰蹺脈和腎經相互溝通，陰蹺脈可以滋助腎經津液血，使腎水充盈。腎水為一身陰液之根本，腎水充盈，自然其他臟腑就可以得到充分涵養，火熱邪氣也難以在身體當中興風作浪。

照海穴能滋陰，還能清熱，所以對腎陰虛導致的咽喉疼痛、聲音嘶啞有良好的改善作用。睡眠不好的人也可以按摩此穴位，長期堅持有助於改善睡眠質量。根據中醫五行理論，腎屬水，心屬火，腎水可以克制心火，若是心火比較大，往往是腎水出了問題，是腎水不足造成的。照海穴不僅能除心火，還能滋腎水，防止火氣上擾，自然就有助於改善睡眠質量。

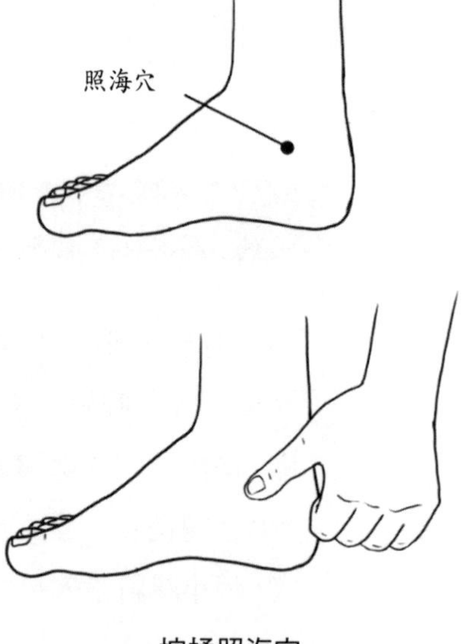

按揉照海穴

若是目赤，經常頭暈頭痛，這與肝陰虛有關，也可以經常按揉這個穴位。根據中醫五行理論，

肝屬木，腎屬水，腎水能涵養肝木，腎水不足，肝木失涵養，火氣大也是情理之中的事情，所以不妨經常對照海穴進行刺激，以此來改善肝火旺導致的身體不適。另外，精血之間是相互化生的關係，中醫將精血之間的關係稱為「精血同源」，即精可生血，血可生精。腎精可助肝血，肝血充盈的情況下自然肝火也就降下來了。

滋陰增肥課堂

按揉照海穴

可用大拇指對此穴位進行按揉，每次按揉十分鐘即可，照海穴在內踝尖下凹陷處。

中醫名家小講堂

有的人急於求成，按摩治療持續幾天未見明顯的效果就放棄了。實際上不僅僅是按摩，就是其他調養身體的措施，都需要長期堅持，只有長期堅持才能有較好的療效。穴位按摩更是需要耐心。照海穴位於腳踝處，操作起來比較容易，每天堅持按摩該穴，對身體健康是有好處的。尤其是中老年人，由於年紀的關係，身體虛弱，更應經常堅持按揉，定會促進健康，老當益壯。

✦「太溪穴」強補腎陰，滋一身陰液

太溪穴是腎經的原穴，氣場非常大。

太溪穴位於腳的內踝與跟腱之間的凹陷處，有較好的滋陰功效。此穴是腎經的原穴。所謂原穴是臟腑的氣血經過和留止的部位，這個穴位的氣場是非常大的。對原穴進行適當刺激，就可以激發相應的經絡功能，強大相應的臟腑力量。

元氣是維繫生命之根本，而按揉太溪穴能強大元氣，自然這個穴位在保健養生中就具有不可低估的重要作用，成為保健養生中經常用到的一個穴位，也是治療一些疾病少不了的穴位，諸如配少澤穴治咽痛、牙痛；配飛揚穴治頭痛目眩；配腎俞穴、志室穴治遺精、陽痿、腎虛腰痛（《腧穴學》）。

太溪穴不但是腎經的大補穴，還是全身的大補穴。因為太溪穴偏重於補先天，可補先天之精不足，防止元氣虧虛以致身體損傷。因此不妨在日常生活中利用好這個養生大穴，讓身體因此而受益無窮。

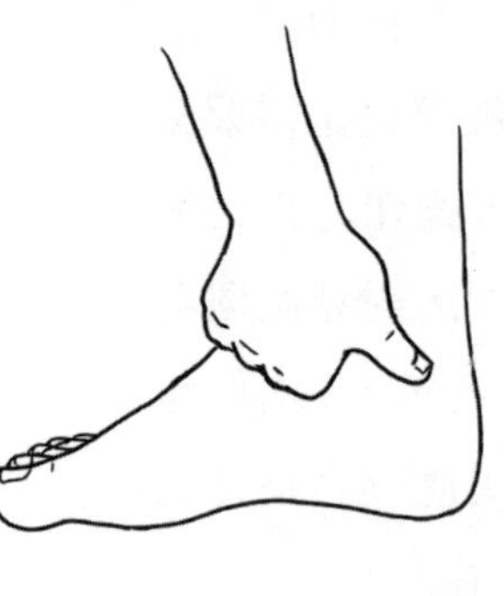

按揉太溪穴

滋陰增肥課堂

按揉太溪穴

用大拇指對此穴位進行按揉，每次按揉十分鐘即可。

中醫名家小講堂

太溪穴是偏重於補先天不足的。先天不足一般除了重視補腎外，還應重視滋補脾胃，增強脾胃的生理功能。這是因為增強脾胃的生理功能有助於強腎，這也是中醫所謂通過補養後天來彌補先天的不足。補後天不足可對足三里穴進行按揉。所以我們在按摩太溪穴的時候，最好順便也按摩一下足三里穴，來達到後天和先天皆得所養的目的。

第十章 瘦人難言之隱比較多，滋陰養生讓健康無虞

瘦人們經常被一些問題所困擾，諸如身體虛弱、面色無華，有些瘦人甚至三天兩頭生病，這著實讓他們苦不堪言。實際上，滋陰就可以解決瘦人們的苦惱，滋陰讓瘦人得到充足的滋養，身體必將強壯。

✦便祕用「黑芝麻蜜」，滋陰促便好長膘

腎陰是一身陰液的根本，所以陰虛便祕者要滋陰補腎。滋陰補腎的同時還要清熱，增強身體的免疫能力。要集清熱、補腎、滋陰於一體，不妨試試「黑芝麻蜜」，有較好療效。

排便是人體正常的生理活動。倘若排便出現了問題，諸如便祕或者是腹瀉，這都是身體不健康的一種表現。

大腸是身體裡面的傳導之官，主要負責將身體裡面的糟粕排出體外，以保證毒素不會堆積，陰

陽氣血不至於逆亂，臟腑正常的生理功能不受影響。大腸裡面的津液相當於腸道中的潤滑劑。如果大腸燥熱、不潤滑，大腸中的津液不足，大便乾結，就不容易排出去。

古人說：「欲得長生，腸中常清，欲得不死，腸中無滓。」腸道通暢是健康長壽的保證，若是腸道不通，會導致毒素內停，甚至上擾，進而導致氣血逆亂，臟腑功能失調，誘發疾病。

此外，腸道不通暢也會影響到容顏。身體中的毒素越積越多，氣血逆亂，臟腑失調，自然會影響到氣血津液對肌膚的滋養。肌膚失養，臉色發暗、粗糙，衰老加快。若想肌膚好，保持大便通暢少不了。對於大便不通暢的瘦人來說，最容易出現便祕。

當然，便祕不一定都與陰虛有關係，一般來說陰虛引發的便祕患者還會兼有舌少津或舌淡無苔，脈細弱等。除了陰虛便祕外，身體有寒、氣虛等都會引發便祕。

對於陰虛導致的便祕，應雙管齊下，一方面要滋陰，一方面要補腎。雖然大腸負責將糟粕排出體外，保證身體舒暢輕鬆，但大腸能否完成本職工作也往往取決於腎的功能。中醫理論認為，腎陰是一身陰液的根本，腎陰能滋其他臟腑之陰，保證其他臟腑不燥。

對此，中醫古籍也多有論述，諸如《黃帝內經·素問·上古天真論》中說：「腎者主水，受五臟六腑之精而藏之。」《黃帝內經·素問·逆調論》中說：「腎者，水臟，主津液。」金代李杲在其所著的《蘭室密藏·大便結燥》中更是直接指出了腎與便祕之間的關係：「夫腎主五液，津液潤則大便如常。……又有年老體虛，津液不足而結燥者。」

對於陰虛瘦弱之人來說，大便順利排出體外，先決條件是大腸不燥，大腸不燥就需要腎水足，因此滋陰養腎是必要手段。滋陰養腎可以經常吃「黑五類」，它們都是養腎的好手，可助腎精足。

對於「黑五類」中的黑芝麻，大家並不陌生。黑芝麻不僅甘香，還具有較好的補腎作用。中醫認為黑芝麻可滋陰補腎生精，有助於改善陰虛導致的便祕。另外，還有助於改善腎精不足導致的多種不適，諸如眩暈、鬚髮早白、脫髮、腰膝酸軟、四肢乏力、五臟虛損、皮燥髮枯等，經常食用黑芝麻還可益壽延年。對於黑芝麻的神奇功效，《本草綱目》說：「服（黑芝麻）至百日，能除一切痼疾。一年身面光澤不飢，二年白髮返黑，三年齒落更生。」

用「黑五類」補腎陰的同時，還要注意清熱，有補有清效果才更好。清熱可用蜂蜜。蜂蜜味甘，深受人們青睞，能滋補脾胃，有強身健體功效，可增強身體的免疫能力，還能滋陰潤肺，因此經常咳嗽的人喝點蜂蜜水也會有效果，也比較適合陰虛大便乾燥的人食用。蜂蜜和黑芝麻搭配製作成濃稠香甜的黑芝麻蜜，陰可滋，熱可去，身可強。對於瘦弱之人來說，不僅便祕得以改善，身體還會日漸豐腴，肌膚也會越來越白皙光澤，真可謂是好處多多。如果你此刻正在被陰虛便祕所擾，而且不知所措，那麼不妨每天吃點黑芝麻蜜吧，花最少的錢解決你最大的煩惱。

中醫名家小講堂

「朝朝鹽水，暮暮蜜糖」，是古人總結出來的養生之道。鹹入腎，有滋陰補腎功效；蜂蜜能滋陰清熱。所以這一養生方法也比較適合身體瘦弱、陰虛有火、便祕者。不過無論是鹽水還是蜂蜜水，都不要太濃。

推薦藥膳

黑芝麻蜜

材料 蜂蜜 2～3 勺，黑芝麻（炒熟）50 克。

作法 黑芝麻研碎，放到杯子中，兌開水 200～300 毫升，調成糊狀，等其變溫時，調入蜂蜜，攪拌均勻即可食用。早晚各 1 次。

功效 潤腸通便，清熱除煩。

注意 倒入開水後，要等芝麻糊變溫後再放入蜂蜜，以防影響療效。

✦痔用「黑木耳柿餅湯」，益氣滋陰化痔

濕熱下注，氣血瘀滯，會導致痔的發生，飲食上可以食用「黑木耳柿餅湯」，有助於促進痔好轉。

痔是一種多發病，發生在肛門周圍，屬於肛腸疾病。患者會有疼痛感，嚴重時會坐立不安。有些人之所以會患上痔，和經常坐著關係很大。經常坐著，很少站起來活動，導致氣血循環不暢，容易氣滯血瘀。濁氣瘀血流注肛門就會生出痔。

當然，久坐不動不僅會引發痔，頸椎病、腰椎病、肌肉痠痛、便祕這些問題也會不約而至。因此，久坐一族一定要經常動一動。經常站起來走一走，舒展一下腰腿，花費不了多長時間，但對於身體健康卻是大有裨益的。如果實在不想站起來，也可以坐在椅子上運動一下。諸如可以坐在椅子上，背挺直，慢慢將上半身先向左轉，再向右轉，反覆做十幾次，有助於通暢氣血。

預防痔可以經常提肛。全身自然放鬆，夾緊臀部及大腿，舌抵上顎，吸氣，同時肛門慢慢向上提收。提肛後呼氣，放鬆全身。每次可做十多遍，堅持每日早晚各鍛鍊一次。經常提肛可以活血祛瘀，消除痔，減少肛門直腸疾病的復發。

痔除了與氣滯血瘀有關外，還與氣陰兩虛有關。氣陰兩虛，身體正氣不足，導致濕熱邪氣鬱結

體內。濕熱會進一步耗損一身津液血，濕熱還會向下流竄，引發痔。濕熱下注，患者一般還會有身重疲乏、舌苔黃膩、小便淋澀赤痛、會陰部脹痛等表現。

飲食不節會導致陰虛內熱，陰虛內熱會引發痔。因此，預防痔就要注重飲食，不要過食辛辣或膏粱厚味。已經患上痔的人，為了不讓痔加重，促進痔好轉，解決陰虛內熱的問題，也需要注重飲食。對於陰虛內熱者而言，食用甘涼或者是平和食物能發揮滋陰作用。諸如枸杞粥、山藥排骨湯、老鴨湯，都是比較好的滋陰湯飲和佳餚，可以經常食用。

對於痔患者來講，還有一種食物也是不能錯過的，這種食物就是黑木耳。**黑木耳是著名的山珍，可食、可藥、可補，是較好的養生佳品。**黑木耳是黑色食物，根據中醫五行理論，黑色能滋陰補腎。腎陰又是一身陰液之根本，食用木耳能滋陰去熱。黑木耳能補腎生精，精能生血，對於痔便血患者而言，食用黑木耳可預防血虛。另外，黑木耳還有清肺益氣作用，可以保持呼吸道健康。食用黑木耳能養氣、滋陰養血，有助於促進痔好轉。

黑木耳柿餅湯中還用到了柿餅。柿餅是用柿子加工製作而成的一種果乾，有清熱潤腸作用。黑木耳和柿餅

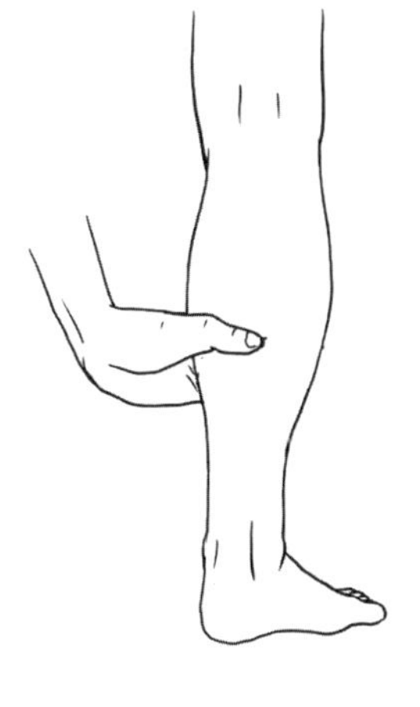

按壓承山穴

相互搭配，清熱的同時兼能滋陰益氣，對於痔有較好的改善作用。

痔患者食療的同時，若能配合按摩，效果會更好。痔患者可以經常對承山穴進行按壓。每天可用大拇指對此穴位進行按揉，每次五分鐘左右即可。承山穴在小腿後側正中，當小腿伸直、足跟上提時，小腿中段出現尖角凹陷處即是本穴。

中醫名家小講堂

菠菜也是痔患者的首選食材，對痔有防治作用。清代王士雄撰寫的《隨息居飲食譜》中記載：「菠菜，開胸膈，通腸胃，潤燥活血，大便澀滯及患痔人宜食之。」清代黃宮繡編著的《本草求真》中也說：「菠菜，何書皆言能利腸胃，蓋因滑則通竅，菠菜質滑而利，凡人久病大便不通，及痔漏關塞之人，咸宜用之。」痔患者不妨常食。

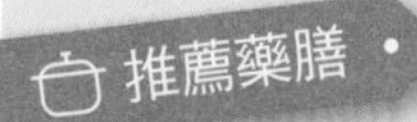

黑木耳柿餅湯

材料 黑木耳 5 克，柿餅 30 克。

作法 黑木耳泡發，洗淨，撕小塊；柿餅洗淨，切塊；將柿餅和黑木耳放到砂鍋中，加適量清水，大火燒開，煮爛，即可食用。

功效 益氣滋陰，祛瘀止血。

注意 每天可食用 2 次，可以加適量蜂蜜調味。

✦ 失眠可用「酸棗仁湯」來滋陰安眠

酸棗仁味甘、酸，酸入肝，酸能滋肝陰、養肝血，能發揮降肝火的作用；酸棗仁色紅，入心，能補血養心，使心安寧。

對於瘦弱之人來說，有很多煩惱，失眠就是其中之一。**失眠，中醫稱為「不寐」，指睡眠時間不足或質量差**，具體表現是，一晚上頭腦都異常清醒，只睡了很短時間或者是一晚上沒闔眼；睡著後很快就醒了，總是睡不踏實；醒後不易再入睡；時睡時醒；即便睡著了，似乎也沒真正入睡；整晚做夢。

失眠的原因可歸結為三種，一是心藏神，如果心血不足，心火大，導致心不藏神，就會出現失眠；二是肝主一身氣機疏洩，肝氣最容易鬱結，肝氣鬱結則容易化火，肝火可上升，引發失眠；三是中醫有「胃不和則臥不安」的說法，正常情況下胃氣應該是下行的，以降為順，如果脾胃不舒，胃氣上逆，自然會擾亂清明，導致人難以入睡。

找到失眠的原因後，就可以採取措施來調治了。失眠與心、肝、脾胃都有關係，可以用酸棗仁來調理。酸棗仁味甘、酸，酸入肝，酸能滋肝陰、養肝血，能發揮降肝火的作用；酸棗仁色紅，入心，能補血養心，使心安寧。對酸棗仁的功效，《神農本草經》中記載：「補中益肝，堅筋骨，助陰氣，皆酸棗仁之功也。」

酸棗仁能助陰氣，陰氣得長，則火氣得降。身體裡面的火氣降下來，火氣不上擾神明，自然睡得踏實安穩。可以試試用酸棗仁湯治療失眠。酸棗仁湯見於東漢張機所著的《金匱要略》一書。酸棗仁湯能補血滋陰、除煩熱，所以有助於促進睡眠。酸棗仁湯助睡眠的同時，還能讓肌肉豐腴起來，讓瘦人們變得更強壯。

失眠患者還應學會享受生活。失眠者一般都是經常思慮者，情感比較豐富。人都有情感，也都會思慮，但不要讓自己深陷一些不良情緒中難以自拔。凡事不要過於計較、過於在乎，豁達一些，樂觀一些，想開一些，你所得到的肯定比之前要多得多。一個人只有心中充滿陽光，生活中才能充斥陽光的味道。所以你的心倘若還是很煩躁，很失落，不妨對自己說「盡力就好」。只要心安，失眠就會走遠，健康就會常在，微笑就會常來。對於一個人而言，還有什麼比健康和快樂更重要的呢？

中醫名家小講堂

身體瘦弱的失眠者，用酸棗仁煮粥食用，也有較好療效。準備酸棗仁末 15 克，粳米 100 克 。先以粳米煮粥，臨熟，下酸棗仁末再煮 10 分鐘左右即可，對於心悸、失眠、多夢、心煩等症也有較好療效。

推薦藥膳

酸棗仁湯

材料　酸棗仁 60 克，甘草 50 克，知母、茯苓、川芎各 100 克。

作法　上述中藥洗淨，先將酸棗仁放到砂鍋中，加水 8 升，煮到 6 升，再將其他中藥放入，煮到 3 升，1 天分 3 次服完。

注意　服用酸棗仁湯期間要忌辛辣、油膩，以防影響療效。

功效　養血安神，清熱除煩。

✦口氣影響社交，「藿香茶」讓你吐氣如蘭

如果一個人的口氣不好，自然會影響到社交，容易導致人不自信，所以口臭不能忽視。經常用藿香泡茶喝，對於口臭有較好的改善作用。

一些瘦人往往口氣不佳，不敢隨意開口說話，生怕讓自己陷入尷尬境地。為了遠離不良口氣，讓口氣清新如蘭，瘦人們沒少想辦法——每天多刷幾次牙，嚼口香糖……儘管花費了很多心思，費了很多力氣，可往往不如意。於是，只能讓自己越來越陷入社交中的被動地位。言語少了，歡笑少了，煩惱卻越來越多。

對於這樣的瘦人而言，之所以用了很多辦法，口氣卻沒有得到相應改善，是因為他們沒有抓住問題的根本，沒有對症而治。**口氣和脾胃的關係最密切，可以說口氣是脾胃狀況的信號**。口氣清新如蘭，這樣的人脾胃生理功能比較好。如果口氣不佳，則表明脾胃出現了問題。對於瘦人們來說，改善口氣要從調理脾胃著手。

脾胃之所以能導致口臭主要有兩方面的原因。脾和胃是一對好搭檔，平時它們分工明確。其中胃主要負責對水穀進行消化和腐熟，然後將吸收的水穀之精通過脾傳送到四面八方，為身體提供充足的營養。若是其中任何一個環節出現問題，都會導致營養不良，所以脾胃好是健康最基本的保

證。另外，脾是散發水穀精微的，脾氣主升，胃氣則主降，氣一升一降，使得清新之氣向上走，濁氣下行，一旦脾胃之氣升降失常，濁氣也上行了，口臭自然也就來了。

遠離口臭就必須有一個好脾胃。脾胃好，首先要養成良好的飲食習慣，平時少吃膏粱厚味，少吃辛辣之物。這些食物會使脾胃的消化動力變弱，還會助火生痰，損傷脾胃。現如今，患胃病的人越來越多，飲食不節往往是主要原因。

調理脾胃除口臭，除了要養成良好的生活習慣外，還可以經常用藿香泡茶喝。中醫認為藿香可散表邪、化裡濕、醒脾開胃，對於濕濁中阻、胃失和降而導致的倦怠、胃脘痞悶、噁心、嘔吐、口中發黏等症都有一定療效，可以有效改善脾胃的功能，助脾胃之氣升降有序。加上其氣味芳香，所以脾胃有濕、脾胃之氣升降失常的口臭者用藿香泡茶喝是比較有好處的。

中醫名家小講堂

口臭者飲食上要忌辛辣、厚味，日常飲食要有規律，這樣有助於增強脾胃的生理功能，對於改善口臭也是大有幫助的。

推薦藥膳

藿香茶

材料 藿香 15 ～ 20 克。

作法 沸水沖泡，蓋焖 10 分鐘，代茶頻飲。

功效 調脾胃，除口臭。

注意 服用此茶期間要忌辛辣、油膩，以防影響療效。

✦過早進入更年期，「加味玫瑰花茶」助你輕鬆解煩惱

瘦人往往會過早進入更年期，這與肝腎虛弱有關係。為了預防更年期提前到來，解決更年期諸多的不適，不妨常飲「加味玫瑰花茶」，清熱、疏肝、滋陰，有氣血雙補功效。

衰老不可避免，人到中年以後，當身體狀況一天不如一天的時候，對於衰老的擔憂也就會日益多起來。這其中有兩種原因，一種是對於上了年紀的恐慌，另外一種則是身體經常會出現一些不適的症狀，諸如潮熱、出汗、眩暈、頭痛、手指麻木、失眠、激動易怒、憂鬱、記憶力減退、工作能力下降等。這些不適症狀不僅讓身心備受煎熬，同時也影響了正常的工作和生活。

中年向老年邁進的過程中身體會出現不適症狀，女性一般在絕經和絕經前後的一段時間，男性一般在五十～六十歲這一階段。這段時間就是人們所說的「更年期」。醫學上將這段時間身心出現的各種不適症狀稱為「更年期症候群」。適當調理，能讓身心舒暢，預防疾病發生。

更年期身體出現不適症狀的根本原因在於五臟六腑及氣血功能衰退，其中以肝腎虧虛為根本。只要適當調理就可以轉危為安，平穩度過更年期。

更年期是人生要經歷的一段時期。但是有些人年紀輕輕，卻出現了更年期的一些不適症狀。

有些女性年紀不是很大，依舊有月經，但卻出現了更年期的症狀，往往衰老得快，比較憔悴，沒有精神，生命活力也不強。這與肝腎虧虛有密切關係。

中醫理論認為，腎是一個非常重要的臟腑，決定了人的生殖能力，同時也決定了人的生長壯老死。無論是為了具備良好的孕力，還是要讓身體健康，充滿活力，都要養腎，使腎精充盈。

更年期常會出現面紅潮熱、眩暈頭脹、易怒等症狀，這和肝血不足、肝氣鬱結有關係。肝主疏洩，肝氣以舒暢為順。如果腎精不足，則肝失所養，易導致肝血不足，肝氣鬱結。鬱結之氣可化火，加上本身肝陰不足，這種情況下肝火大。肝火上擾清明，則面紅潮熱、眩暈頭脹；肝氣不舒，則易怒、胸悶。

解決更年期困擾，補腎還要養肝，肝腎同養才能身體安康。建議有更年期症狀者經常喝喝「加味玫瑰花茶」，可以緩解更年期症狀。

玫瑰花不僅芳香豔麗，讓人的生活充滿驚喜和浪漫，還具有較好的理氣解鬱功效，幫助人們解除心中的苦惱、憂鬱。如果心情經常不舒暢，又容易發火，只要喝點玫瑰花茶，不良情緒便可得到緩解。總之，用玫瑰花泡水喝，或者是用玫瑰花煮粥食用，都有安撫、穩定情緒的作用。

玫瑰花不僅能理氣鬱，還能活血化瘀。臟腑虛的人，往往因為氣血不暢而出現氣滯血瘀。氣滯血瘀會導致面色不佳，女性還會出現痛經，經色紫暗有塊，甚至還會引發腫瘤。平常用玫瑰花進行食療，能讓自己的臉色同花瓣一樣變得紅潤起來，還能解決一些女性問題，預防腫瘤，讓我們的身體更健康。

玫瑰花養肝，在沖泡玫瑰花茶的時候可以在裡面放點枸杞子和蜂蜜。枸杞子能補腎精，還能滋肝陰，蜂蜜能清熱。這樣一來，陰虛火旺的瘦人們就無須擔憂更年期提前到來了。即使是已經到了更年期，也能夠平穩度過，做健康陽光女人或幸福自信男人。

中醫名家小講堂

陰虛瘦弱有更年期症狀者，平時應注意飲食，調養脾胃。另外，不要過於勞心勞力，勞心勞力太過，易使陰血暗耗，不利於身體康復。

推薦藥膳

加味玫瑰花茶

材料 枸杞子 20 顆，玫瑰花 5 朵，蜂蜜適量。

作法 枸杞子洗淨；玫瑰花洗淨；將玫瑰花入砂鍋，在開水中煮 1 分鐘，撈出；玫瑰花和枸杞子一起入杯中沸水沖泡；溫熱後調入蜂蜜飲用。

功效 理氣解鬱，補腎養肝。

注意 單用玫瑰花泡茶偏重於養肝，加入枸杞子則可肝腎同養。

✦瘦人愛長斑生皺紋，用丹參烏骨雞湯來美容顏

丹參烏骨雞湯中的丹參可活血化瘀，烏骨雞可強壯身體，所以這道湯比較適合陰虛火熱、氣色不好的人。

瘦人火氣大，容易出現氣滯血瘀的問題。氣血運行不暢，肌膚失養，臉上就容易出現斑斑點點。這種情況下用點丹參來食療是比較合適的。**丹參為植物丹參的乾燥根及根莖，主要功效為活血散瘀。瘀血阻塞脈道，影響氣血的正常運行，是導致臉上出現斑斑點點的主要原因之一**。對於此種原因所致的氣色問題，只有去瘀血，氣血才能正常循行。

烏骨雞的藥用價值自古就已經被人們所重視，諸如赫赫有名的中成藥——烏雞白鳳丸，常用於婦科疾病的調理，其中，烏骨雞為其主要成分。

中醫認為，烏骨雞能補虛勞羸弱，對於身體虛損導致的一些疾病均有一定的調理作用。對於烏骨雞的功效，中醫古籍多有論述，諸如「補陰退熱」、「平肝祛風，除煩熱，益腎養陰」。從這些中醫古籍的論述中不難看出，烏骨雞可清熱滋陰，比較適合陰虛火熱之人食用。

藥膳中的山藥和枸杞子都是強身物，具有補益精血的作用，也比較適合身體虛弱之人食用。淮杞丹參烏骨雞湯，適合身體虛弱並有熱的人，也比較適合氣血瘀滯者。總之，高脂血症患者

瘦者，
養身先滋陰

若是身體瘦弱就可以適當喝點淮杞丹參烏骨雞湯。能除邪、強身，是不可多得的滋補清淡好湯飲。

患者如果舌苔有瘀斑，並且平常總是憂鬱，無緣無故心中煩悶不安，不妨嘗試用丹參烏骨雞湯來調理。兩者相互搭配，既能活血，又能滋陰，能讓女性的氣色更好。

中醫名家小講堂

因為丹參活血，所以女性來月經期間不宜食用，以防經血增多。

推薦藥膳

淮杞丹參烏骨雞湯

材料 烏骨雞 1 隻，陳皮 1 片，淮山藥 200 克，丹參 12 克，枸杞子、鹽、料酒、生薑各適量。

作法 烏骨雞處理乾淨，剁塊，用開水焯一下；淮山藥去皮，洗淨，切塊；丹參洗淨；生薑去皮，洗淨，切片；將烏骨雞放到砂鍋中，加適量清水，大火煮沸，小火燉 40 分鐘，將丹參、枸杞子、生薑放入鍋中，繼續燉至雞肉爛熟，再加入料酒、鹽即可。

功效 滋陰強身。

注意 熬製的過程中要用小火慢熬，以便營養成分能揮發出來。

當歸黨參燉烏骨雞

材料 烏骨雞 1 隻，當歸、黨參各 15 克，蔥、薑、料酒、鹽各適量。

作法 將當歸、黨參分別洗淨，備用；蔥薑洗淨切段或塊；烏骨雞除內臟，洗淨，把當歸、黨參、蔥、薑、料酒、鹽放入烏骨雞腹內，將烏骨雞放入鍋內，加水適量，置大火上燒沸，改用小火燉至雞肉熟爛，吃烏骨雞肉喝湯即可。

功效 本品具有益氣養血，補虛強身的功效。適用於血虛體弱、氣虛乏力、四肢睏倦、脾虛食少等症。

注意 對於有中藥的藥膳，最好用砂鍋烹飪，儘量避免鐵鍋等金屬器具烹飪。

✦用紅花去瘀生血，讓瘦人胖起來

瘦人若是體內有瘀血的話，不利於新血的生成，影響滋陰的效果，所以滋陰的同時應注意活血化瘀，從而讓自己胖起來。

氣血在血脈中運行是健康的根本要素。若是瘀血內生，則會阻塞經脈，影響氣血運行，不利於新血的生成，會影響滋陰的效果。因此，對於體內有瘀的瘦人而言，去瘀就是滋陰。體內有瘀的幾個常見症狀表現是，身體某部位有硬塊，按壓有痛感；口唇、面部、爪甲青紫；舌尖或舌邊上有散在的瘀斑或瘀點。

中藥紅花為菊科植物紅花的花，有活血通經、去瘀止痛的功效，是自古就被人們所用的活血化瘀藥。據相關文獻記載，古人在泡腳的時候往往會放一點紅花，目的就是去除體內的瘀血，保證氣血的正常循行。

對於紅花的藥用功效，中醫古籍也多有記載。諸如元醫家朱丹溪所著的藥學專著《本草衍義補遺》中記載：「紅花，破留血，養血。多用則破血，少用則養血。」這句話的意思為紅花適量而用不僅可除瘀血，還有助於促進新血的生成，有除舊生新功效。

有瘀血的瘦人可用紅花來食療，去除瘀血，補充陰血的不足，從而增強身體的免疫能力。跌打損傷後，容易產生瘀血，瘀血內停，不利於患處好轉，這種情況下也可以食用紅花藥膳，以達到活血化瘀功效。用紅花進行食療的話，不妨試試下面兩個紅花藥膳。

中醫名家小講堂

女性來月經期間不宜食用紅花，以防經血增多。

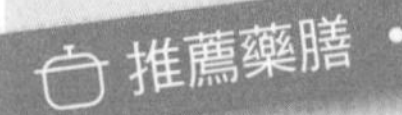

紅花燉牛肉

材料 牛肉500克，馬鈴薯500克，胡蘿蔔30克，紅花10克，醬油、花椒、鹽、薑、蔥各適量。

作法 將牛肉切成小塊放入鍋中，加水適量與紅花同煮，待牛肉將熟時，再加入馬鈴薯塊和胡蘿蔔塊、醬油、花椒、鹽、薑、蔥等，蓋鍋再煮，煮至牛肉爛熟時，即可食用。

功效 活血，消除疲勞，強壯身體。

注意 也可先將紅花煎湯，再用藥汁煲湯。

紅花酒

材料 紅花200克，低度酒1,000毫升。

作法 紅花洗淨裝入潔淨的紗布袋內，封好袋口，放入酒罈中，加蓋密封，浸泡7日即可。

功效 養血養膚，活血通經。

注意 此酒每天可飲用2次，每次20～30毫升。

✦長按期門穴、行間穴，瘦人的心情會舒暢

肝脾不和導致食少、胃痛等症，經常按揉期門穴、行間穴，可以疏肝和脾，讓心情舒暢。

所謂的疏肝，即讓肝氣暢通起來，保證氣血的正常運行。中醫認為肝氣舒暢了，心情才會比較愉悅。對於經常憂鬱的高脂血症患者可以經常想一些高興的事情，再者就是經常出去轉轉，對於調節自己的心情都是有一定幫助的。也可以通過穴位療法幫助心情舒暢起來。心情不舒的瘦人可以經常按揉期門穴、行間穴。

期門穴是肝經上的一個穴位，常用來治療肝病，及肝脾不和導致的食少、胃痛、嘔吐、呃逆、飲食不化、洩瀉等問題。

中醫認為，肝脾不和的罪魁禍首即為不順暢的肝氣。肝氣鬱結不暢，這股不順暢的肝氣會損傷脾胃，導致脾胃之氣升降失常，於是出現肝脾不和的問題。只要將肝氣順暢了，自然脾胃不和的問題就會隨之得到解決。

既然期門穴可以解決肝脾不和的問題，自然也就有疏肝功效。期門穴位於胸部，在乳頭直下，第六肋骨間隙中。我們可以用力按壓這個部位，如果痛感比較強，那麼證明找穴找得比較準確。如

果沒有痛感，可以在附近進行點按，找到痛感強的部位則為期門穴所在位置。

自己感覺穴位找不準的話，可以用手掌的根部對乳頭垂直下方的部位進行按揉，每次按揉三～五分鐘即可，每天按揉一～二次。

因為這個穴位位於乳房附近，所以也可以用來防治乳腺疾病，對乳房疼痛、乳腺炎等皆有一定的調理作用。

行間穴也有疏肝理氣的作用，是防治肝氣不舒常用的一個穴位。此穴位於第一腳趾和第二腳趾夾縫的邊緣再往腳踝一點。對此穴位進行刺激，可以用手指進行按揉，也可以用推按的方法，可以從行間穴位往下進行推按。將大拇指的指腹放在太衝穴上，往下推按就可以，每次可推按三十～五十下。也可以用刮痧板對行間穴和太衝穴之間的部位進行刮按。

如果氣力不足，可以找一個棉籤，對行間穴進行點按，也有較好的疏肝理氣作用。總之，穴位是有大用處的，尤其是中老年人身體比較虛，相對於藥物療法來講，穴位療法具有更重要的意義。每個人都應該掌握一些穴位療法，使自己的身體更健康。

中醫名家小講堂

按揉的時候不要用蠻力，應力度適中，並注意精神放鬆，以達到最佳的效果。另外，應該每天堅持。

✦山楂除食積，活血氣，讓瘦人的脾胃轉好

山楂能夠促進消化，同時還有活血化瘀的作用，比較適合情緒憂鬱、消化不良的瘦人食用。

山楂可除食積。所謂的食積是指吃進去的食物長久得不到很好的消化，由此導致各種不適症出現，諸如發熱不退、腹脹、吐酸、大便溏洩等。食積會損傷脾胃，一般多發生於嬰幼兒期。不過，中老年人若是不注意飲食，也難免會導致食積的問題出現。

食積會損傷脾胃，脾胃對體內的物質有運化作用。如果脾胃受損傷。加上隨著年紀的增長，中老年人的脾胃原本就日漸虛損，若是飲食不加以注意，經常吃得過飽，或者是吃得過於油膩，難免會導致一些健康問題出現。

對於山楂的消食化積功效，《本草綱目》中說：「凡脾弱食物不克化，胸腹酸刺脹悶者，於每食後嚼二三枚，絕佳。但不可多食，恐反勉伐也。」山楂具有開胃消食、化滯消積的作用，胃口不好或常有積食的人可以經常食用。但山楂不可多食，多食則會損傷脾胃。

山楂除了有消食化積之功效外，還有活血化瘀之功。中醫古籍裡面有一個中藥方，名為通瘀煎，具有活血袪瘀、行氣止痛功效，其中就有山楂一味。

山楂能活血化瘀，適當食用山楂能促進氣血的循行，有利於改善氣滯血瘀狀況，調節氣血陰陽，增強各個臟腑的生理功能。

山楂也是居家生活的好幫手。諸如在烹製菜餚的時候，有的肉不容易爛熟，此時放些山楂，很快就可以燉得酥爛。

如果患上了凍瘡，山楂也可以幫忙，可以將山楂烤熟，搗爛外塗患處，用紗布包好。

中醫名家小講堂

女性來月經期間不宜食用山楂，以防經血增多。

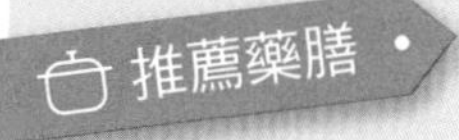

山楂粥

材料　乾山楂 30 ～ 45 克（或鮮山楂 60 克），粳米 100 克，蜂蜜適量。

作法　山楂洗淨，入砂鍋，加適量清水，大火煮沸，小火再煮 20 分鐘，去渣，與洗淨的粳米同煮，煮至米熟，盛出變溫後調入蜂蜜即可食用。

功效　活血化瘀，行氣止痛，健胃消食。

注意　山楂雖好，但不是所有人都適宜食用。山楂可損齒，小孩子及牙齒不好的人要少吃。山楂會增加胃酸分泌，有泛酸症狀的人不宜多食。山楂對子宮有一定的興奮作用，所以孕婦要少吃，以防流產。另外，普通人一次也不要吃過多，一般常用量為每次 3 ～ 10 克。

山楂果茶

材料　山楂 300 克，乾銀耳 10 克，冰糖適量。

作法　將山楂洗淨，去梗、去花蒂，切開去核；乾銀耳泡發洗淨；將處理好的山楂肉、泡發的銀耳，加約 3 倍的水放入砂鍋中，大火煮開後，轉小火煮 40 分鐘，放入冰糖煮化，倒出晾涼，然後連湯帶料一起倒入攪拌機中，打成糊狀即可。

功效　開胃消食，活血化瘀，滋陰潤燥。

注意　冰糖量不宜太多，喝的時候如果覺得酸可以再調些蜂蜜。

第十一章 補足五臟之精好滋陰，打好健康強身的基礎

臟腑生理功能的盛衰直接決定了一身的健康狀況，臟腑好，精氣神就足，健康就有保證。因此，每個人都應重視養臟腑，平常多吃呵護臟腑之物，讓身體更安康。

✦枸杞子補五臟之精，會用好滋養

瘦人們火氣大，過旺的火氣可導致臟腑生理功能虛衰，因此需要補養臟腑。臟腑之精是臟腑活動的物質基礎，補臟腑之精可達到強臟腑的功效。補臟腑，強正氣，可經常食用枸杞子。

臟腑之精屬陰一方面能滋潤濡養各臟腑本身，另一方面能化生臟腑之氣，以推動和調控臟腑的生理活動。此外，精還能生血，臟腑之精足，臟腑生理功能強，血液也就充盈。

陰虛的瘦人火氣大，身體虛弱，抵抗力不強，其根本原因就在於精血不足，補精血，強臟腑，

瘦人就有抵抗力，身心皆安，面容姣好。瘦人補五臟之精可用枸杞子。

枸杞子不僅是廚師們的好幫手，也是主婦們的青睞之物。烹調滋補佳餚，扔點紅彤彤的枸杞子進去，既可讓食物色味俱佳，還有較好的滋補功效，為全家人的健康保駕護航。

枸杞子是一種果實，別名很多，諸如杞子、血果、天精、地仙，還有「卻老子」的美譽。古代醫家發現，適當食用枸杞子，能延年益壽。

對於枸杞子的益壽延年功效，一些中醫古籍裡面也做出了相關論述。諸如明代倪朱謨撰寫的《本草匯言》中說：「枸杞能使氣可充、血可補、陽可生、陰可長、火可降、濕可去，有十全之妙用焉。」明代李時珍撰寫的《本草綱目》也記載：「枸杞主五內邪氣，熱中消渴，周痺風濕。久服，堅筋骨，輕身不老，耐寒暑。下胸脅氣，客熱頭痛，補內傷大勞噓吸，強陰，利大小腸。補精氣諸不足，易顏色，變白，明目安神，令人長壽。」

從這些中醫古籍的論述中不難看出，枸杞子能除邪氣，補精氣。瘦弱之人食用可滋陰降火，陰精充足，臟腑生理功能強盛，所以精氣神足，免疫能力強。用枸杞子食療的方法諸多，可以直接泡水喝，也可以入粥飯、羹湯、菜餚，均有較好的滋補作用。

枸杞子性平，味甘，四季皆宜。用其調理身體，可除邪氣，強正氣，但無滋膩、生火等弊端。春天要養肝，但春天肝火大，火氣容易侵犯脾胃，導致胃口不佳。枸杞子味甘，甘味入脾胃，可養脾胃，所以春天吃點枸杞子能預防肝火犯脾胃。枸杞子能除邪氣，也可緩解過旺的肝火，使我們春天能如生機勃勃的花草樹木一樣，長青長旺。

夏天心火大，所以要養心安神。枸杞子能強陰補血，自然也就有較好的養心作用。夏天用枸杞子進行食療，可以與一些滋心陰的食物搭配食物，效果更佳，例如酸棗仁、麥冬等。

秋天天氣燥，容易傷肺，出現咳嗽、嗓子乾癢、疼痛等症狀，所以這個季節要重點養肺，保肺平安。用枸杞子去燥，可與雪梨、川貝母、百合、玉竹搭配，使肺不受燥熱邪氣侵犯。

冬天天氣也比較燥，所以用枸杞子養生也是有必要的。冬天要重點養腎，枸杞子能補腎精，有強腎作用，加上其能除邪，所以冬天食用也是比較適合的。冬天食用枸杞子，與一些「黑五類」，例如黑豆、黑米、黑芝麻，搭配食用，效果更好。

中醫名家小講堂

肝火大，眼睛會乾澀，吃點枸杞子就可以緩解。這是利用了枸杞子的滋陰功效，對此，明代繆希雍的《本草經疏》中記載：「枸杞子，潤而滋補，兼能退熱，而專於補腎、潤肺、生津、益氣，為肝腎真陰不足、勞乏內熱補益之要藥。」枸杞子能滋陰清熱，養肝明目。

推薦藥膳

益壽枸杞湯

材料 銀耳、枸杞子、龍眼肉各 15 克，冰糖適量。

作法 枸杞子洗淨；銀耳泡發，洗淨，撕小塊；龍眼肉切丁；將枸杞子、龍眼肉、銀耳都放到砂鍋中，加適量清水，大火燒開，轉小火煮 5 分鐘左右，停火燜一會兒，加入適量冰糖調味，即可食用。

功效 強身，滋補，養陰。

注意 不要煮太長時間，如果銀耳泡發時間短，可以先將銀耳入砂鍋，多煮一會兒，然後再放其他食材。

黑豆枸杞粥

材料 黑豆 100 克，枸杞子 3 ～ 5 克，紅棗 5 ～ 10 顆。

作法 黑豆提前泡上一晚上，洗淨，入砂鍋，加水適量，用大火煮沸後，用小火煮 20 分鐘；枸杞子洗淨；紅棗洗淨；將紅棗和枸杞子也放到砂鍋中，繼續小火熬，熬到黑豆爛熟即可食用。

功效 強身滋補。

注意 黑豆不容易煮爛，所以一定要提前浸泡。

✦柏子仁養心陰，天天開心能吃能睡

柏子仁性平，味甘，可養心安神，對於心血虧虛、心陰不足導致的驚悸、失眠有較好的改善作用。另外，柏子仁還能潤腸通便，有助於改善便祕，具有較好的保健養生功效。陰血不足、身體虛弱之人不妨經常用其食療。

任何事物都具備陰陽屬性，五臟中的心也不例外。**心也有心陽和心陰，心陽與心陰是維持心的正常生理功能不可或缺的兩個要素。**陰陽平衡是身體健康的根本要素，陰陽處於動態的平衡當中，身心才能健康。

心陽失去了心陰控制，心火就會偏旺，心陰不足，心失所養，會出現一些問題，諸如心悸、失眠、五心煩熱等。有的患者精神經常處於亢奮狀態，遇到事情很難平靜下來，尤其是遇到高興的事情，更是會久久處於亢奮當中。這也是心陽太過的表現。為了防止心陽太過，就要對其進行克制，心陰就發揮這個作用。但心陰能否克制心陽，取決於心陰的強弱程度。若是心陰不足，雙方實力相差懸殊，自然在克制作用過程中就會敗下陣來。若是在日常生活中出現了心陰不足的症狀表現，就應滋心陰，使陰陽力量均衡，彼此能相互克制，維繫身體健康。

採取滋陰措施之前，首先應規避一些損耗心陰的行為，這一方面是為了防止心陰虛加重，另一方面是讓滋補心陰的措施能有較好的效果。辛辣之物可助陽，對於陰虛之人來說，身體中的陰原本就是不足的，若是再食用辛辣之物助陽，陽就會進一步亢奮而損陰。對於心陰虛的人，蔥、薑、蒜、辣椒等辛辣的食物少吃為宜。

還要注意不可過度出汗。中醫理論認為，「汗為心之液」，適當出汗有助於身體毒素排出，但若是出汗過度就會耗損心液，於養心不利。因此，平常運動時注意不要過於激烈，也不要過於激動興奮，否則，對養心都是不利的。倘若運動出汗，運動後稍作休息，可以喝點溫開水，來補充耗損的心陰。

一年四季當中，夏季屬火，火氣通於心，所以夏天要重點養心。夏天養心，可以睡子午覺，情緒不要過於激動，另外可多食用甘涼滋陰之物，如櫻桃、胡蘿蔔、赤小豆、山楂、番茄等。

平常心陰虛者，在做一些養心措施的同時，可以經常吃點柏子仁，護心養心功效更好。

柏子仁是一味中藥，《神農本草經》中將其列為上品，說它能治療「心腹寒熱，邪結氣聚，四肢疼痛濕痺，久服安五臟，輕身延年」。中醫認為，柏子仁的主要功效為寧心安神，還有一定的養肝作用。柏子仁對於心陰虛導致的虛煩不眠、驚悸怔忡、自汗盜汗均有較好療效。

唐代著名醫家孫思邈在其所著的《千金方》中，記載了一個藥方——柏子仁丸。此中成藥有甘草、當歸等多種中藥，其中主藥為柏子仁。對於柏子仁丸的功效，孫思邈說：「治婦人五勞七傷，羸冷瘦削，面無顏色，飲食減少，貌失光澤，及產後斷緒無子，能久服，令人肥白補益方。」可見，此中成藥能讓瘦人變得豐腴，還有美白作用。它之所以能補虛強身，可以說柏子仁功不可沒。

柏子仁具有良好的養心安神功效，倘若能與其他中藥搭配使用，療效更佳。諸如柏子仁和枸杞子、麥冬、當歸搭配使用，可以治療精神恍惚、夜多噩夢、怔忡驚悸、健忘遺洩等心血虧損之症；柏子仁與蜂蜜搭配使用，潤腸通便的效果更好。可以說，柏子仁最適合陰血虧虛、年老體衰、體弱多病之人用於保健。

柏子仁粥

材料　粳米100克，柏子仁15克，蜂蜜適量。

作法　粳米淘洗乾淨；柏子仁去盡皮殼，搗爛；柏子仁和粳米放到砂鍋中，加水適量，用大火煮沸後，再用小火煮到粳米爛熟，加入適量蜂蜜調味即可食用。

功效　養心安神，強身健體。

注意　此食療方中加入蜂蜜一方面是為了調味，另一方面是為了加強滋補心陰療效。氣血雙虛者，熬粥時也可以加點紅棗進去，有氣血雙補功效。

中醫名家小講堂

血虛有火會導致女性身體羸瘦，甚至出現閉經。血虛閉經也可以用柏子仁進行調理。宋代陳自明撰寫的《婦人良方》中記載一個方劑：柏子仁（炒，另研）、牛膝、卷柏、澤蘭、川續斷各100克，熟地黃150克。研為細末，煉蜜和丸，如梧桐子大。每服二三丸，空腹時米湯送下。血虛閉經者不妨一試。

推薦藥膳

柏子仁豬心湯

材料 豬心1個，柏子仁10克，紅棗3顆，山藥10克，黃酒、生薑、大蔥、鹽、雞湯各適量。

作法 豬心洗淨，用沸水焯一下，撈起切片；紅棗洗淨，去核；柏子仁洗淨；生薑去皮，洗淨，切片；大蔥去皮，洗淨，切成蔥花；山藥洗淨，切片；把豬心片裝入碗內，加黃酒、薑片、蔥花、鹽，醃漬30分鐘；雞湯放入鍋內，置大火上燒沸，放入柏子仁、紅棗、山藥片，用小火煎煮半個小時，再放入豬心片，煮到豬心爛熟即可食用。

功效 滋心陰。

注意 豬心要用清水充分沖洗，用開水焯一下，以去腥臊味。

✦玉竹煲湯滋胃陰，讓瘦人吃得美味

玉竹是一味常用的滋胃陰中藥，可去胃火，讓脾胃安寧。瘦弱胃火大之人用玉竹滋補，便可身體豐腴、安康。

胃喜濕潤而怕乾燥，只有胃濕潤，食物才能得以順利地消化吸收，然後脾才能散精充養肢體和臟腑。但在日常生活中，一些不良因素，導致胃陰不足、胃燥，使胃潤養作用下降，從而出現一些不適症狀。

胃陰不足，胃火大，火氣擾胃，則會出現胃脘隱隱灼痛、脘痞不舒等症狀；胃陰不足，胃失和降，胃氣上逆，會出現乾嘔、呃逆；胃腸互為表裡，胃陰虧虛會累及腸道，導致腸道燥熱，從而出現大便乾結。

脾胃是氣血化生之源。脾胃功能正常，氣血就充足。鑑於脾胃在人體生理活動中的重要性，中醫有「內傷脾胃，百病由生」的說法。胃火大會影響脾胃的氣血化生功能，所以也有必要滋胃陰、降胃火。

滋胃陰之前首先應瞭解一下為何會胃陰不足。有的人出生後一直身體比較瘦弱，火氣大，動不動就口舌生瘡，失眠多夢，這種人往往是先天之精不足。我們可以從兩個方面來理解。

第一，腎和脾胃是人體的兩大根本，其中腎為先天之本，脾胃為後天之本。腎藏精，屬陰，腎陰為一身，全身各個臟腑都要依靠腎陰的滋養，從這點來看，**腎陰對胃陰有滋助作用**。倘若先天底子不好，出生的時候腎精不足，腎陰虛，腎陰不但不能滋胃陰，反倒過剩的陽火會灼傷胃陰，導致胃火比較大。

脾胃是後天之本，是氣血化生之源。腎的精氣有賴於水穀精微的充養，腎精不足，不能滋脾胃，這種情況下脾胃也會處於虛弱狀態。脾胃虛弱又會加劇腎精的不足，導致胃火加重。胃火大從腎調理可以常吃黑色食物，另外，要適當運動，適當節制性生活，保持充足睡眠，以此來強腎。

第二，如今人們的生活水平提高了，吃得越來越好，但是飲食無節制，過多攝入辛辣食物則讓脾胃很受傷。

辛辣之物也是導致臟腑陰虛而生內熱的一個比較關鍵原因。酒和蔥、薑、蒜等辛辣食物皆有此作用。如今人們的飲食越來越講究口味，這導致人們在烹調菜餚時所放的調料越來越多，鮮紅的辣椒、大量的蔥蒜等，這固然讓食物更具美味，但同時脾胃的火氣也越來越大了。菜餚本身就偏燥熱，若是在飲食的過程中又大量飲酒，這無疑更是置脾胃於水深火熱之中。為了脾胃健康，在飲食上一定要有所注意。尤其是中老年人和小孩，脾胃本身就比較弱，若在飲食上不管不顧，無疑會讓身體更加虛弱，正氣嚴重不足。

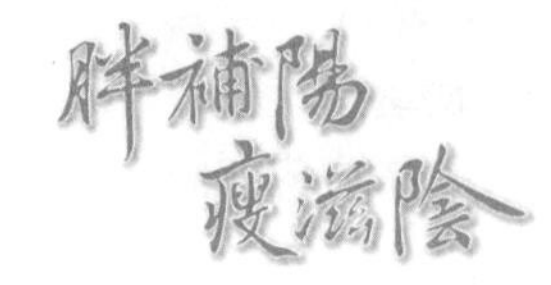

總之，若要身體好，胃就不能火氣衝天。平常胃火大，養腎助腎陰充盈的同時，也有必要直接在胃上做文章，降胃火，滋胃陰，使胃火大的症狀得到有效改善。

滋胃陰不妨試試玉竹。玉竹為百合科植物玉竹的根莖，功效為養陰生津，適合陰虛患者用之。對於玉竹的功效，清代醫家張德裕編著的《本草正義》中有記載：「治肺胃燥熱，津液枯涸，口渴嗌乾等症，而胃火熾盛，燥渴消穀，多食易飢者，尤有捷效。」玉竹不僅能去胃火、滋肺陰、還能養心陰、清心熱，對熱傷心陰之煩熱多汗、驚悸等症也有療效。

玉竹能滋胃陰，改善胃火比較大的不適症狀，所以胃陰虛者不妨用玉竹來調理。玉竹滋陰可與麥冬、沙參一併搭配使用，療效更佳。

中醫名家小講堂

玉竹不僅可滋胃陰，還能滋肺陰，對於肺陰虛導致的乾咳少痰、咯血、聲音嘶啞、咽乾等也有較好療效。

推薦藥膳

玉竹沙參烏骨雞湯

材料　烏骨雞 1 隻，玉竹、沙參各 15 克，紅棗兩三顆，枸杞子、鹽各適量。

作法　烏骨雞宰殺，處理乾淨，剁碎塊，用開水焯一下；紅棗、枸杞子洗淨；玉竹、沙參放入碗中清水浸泡，去除雜質；將處理好的烏骨雞和玉竹、枸杞子一起放入砂鍋，大火煮沸，改小火燉至雞肉熟爛，加鹽調味即可，吃肉喝湯。

功效　強健脾胃，促氣血化生。

注意　燉湯時要後放鹽。

玉竹茶

材料　玉竹 9 克。

作法　玉竹洗淨，放到杯子中，加適量開水沖泡一會兒後即可飲用。

功效　養陰潤燥，生津潤顏。長期飲用可輕身延年。

注意　沖泡此茶也可以放入枸杞子，滋肺陰還能補腎生精。

✦脾陰虛，茯苓生津健脾人更豐美

脾陰虛，脾胃的生理功能會受到影響，也會影響脾胃對食物的消化吸收功能，導致身體瘦弱，抵抗能力下降。所以若想人更豐美就應滋脾陰、養脾胃。

中醫認為生命的維繫，生命力的強弱，與兩個根本有十分重要的關係，這兩個根本分別為脾胃和腎。其中腎為先天之本，脾胃為後天之本。後天之本脾胃對先天之本有充養作用，由此不難看出脾胃對於身體健康的重要性。腎和脾胃生理功能能否正常與其各自的陰陽狀況都有關係。其中**腎陰中醫稱為真陰，脾陰中醫稱為太陰**。

中醫將脾陰稱為太陰有兩方面的意思，一方面指脾的陰氣比較旺盛，所以只要呵護得當，一般情況下脾陰不會虛；另一方面，脾為濕土，也最容易感受濕邪，濕邪也最容易損傷脾的功能。一些疾病，尤其是一些常見的慢性疾病，不容易好轉，身體比較虛，這實際上也和脾受濕有關係。脾容易受濕，濕邪不容易除去，所以慢性疾病患者不要急躁，要一點點補養脾胃，讓身體中的正氣足起來。

雖然脾不容易陰虛，但現如今人們的飲食習慣不佳，經常攝入辛辣食物，再加上經常思慮，這是直接損傷脾導致脾陰虛的行為。脾為五臟之一，脾與其他臟腑是一個整體，彼此相互影響，相互扶持，維繫身體健康。**心肝肺腎，任何一個出現問題，生理功能減弱，都會影響到脾。**以肝為例，若肝陰虛，肝血不足，容易導致肝氣鬱結，鬱結之氣可化火，火熱之氣不僅傷肝，也會損脾。另外，鬱結之氣還會侵犯脾胃，引發脾胃不舒。

當然，外界的燥濕暑熱也是不可忽視的因素，所以在日常生活中要學會避外邪。天氣變化時要注意照顧好自己的身體。

臟腑正常的生理活動是身體健康的保證，臟腑虛弱，自然生命力也就比較弱。諸如脾陰虛，脾陰不能充肺金，會出現咽疼痛、皮膚乾燥等症狀；脾陰不能滋心陰，則會出現心悸、失眠、多夢、心煩等多種不適；脾陰不能滋肝，也會導致肝火大、會出現目赤、易怒等症狀。

可見，脾陰的狀況不僅僅關乎脾胃，也關乎其他臟腑。對此，中國近代醫學家張錫純在其所著的《醫學衷中參西錄》中說：「脾為太陰，乃三陰之長，故治陰虛者，當以滋脾陰為主，脾陰足自能灌溉臟腑也。」

脾陰不足要滋脾陰，滋脾陰用中藥茯苓最好。茯苓是一種寄生在松樹根上的菌類植物，形狀像甘藷，外皮呈黑褐色。茯苓有平補功效，加上其味甘，而甘味最養脾，所以說茯苓是滋脾陰的上品。茯苓不僅能滋脾胃、補脾，還能除脾濕，解決濕邪困脾的問題。**正因為中藥伏苓一方面能除脾中的邪氣，另一方面能養脾陰，增強脾的生理功能。所以說，茯苓是脾的守護神。**

推薦藥膳

茯苓香菇排骨湯

材料　茯苓15克，香菇20朵，排骨適量，鹽、八角、料酒、雞精、生薑各適量。

作法　排骨剁塊，在溫水中浸泡一會兒，也可以用米湯來清洗，洗淨，用開水焯一下；香菇洗淨，切小塊；生薑去皮，洗淨，切片；將排骨、香菇放到砂鍋中，加適量清水，倒入料酒，放入八角、生薑片、茯苓，大火燒開，轉小火燉1個半小時加入雞精、鹽調味即可食用。

功效　強健脾胃，促氣血化生。

注意　氣血兩虛者可以在裡面放點紅棗。

茯苓麥冬粥

材料　茯苓、麥冬各15克，粟米100克。

作法　粟米加水煮粥；茯苓、麥冬水煎取濃汁，待米半熟時加入，一同煮熟食。源於《聖惠方》。本方以茯苓寧心安神，麥冬養陰清心，粟米除煩熱。用於心陰不足，心胸煩熱，驚悸失眠，口乾舌燥。

✦「地黃湯」是補腎陰的名方

孫思邈在《千金方》中所記載的地黃湯能滋陰補血，同時還兼具清熱之功效，腎陰虛的患者不妨一試。

腎陰又稱元陰、真陰，是全身陰液的根本，對身體各個臟腑器官有滋潤和濡養的作用。一旦腎陰虛，導致精血津液化生不足，會影響到生理活動的正常進行，使人出現腰膝酸軟、形體消瘦、潮熱盜汗等症，甚至導致嚴重的肝腎疾病，不能小視。

腎陰虛對各個臟腑的陰精和動力狀況都有影響，不過首當其衝的為肝和心二臟。中醫常將肝腎相提並論。這是因為腎為水，肝為木，水能涵木，所以肝腎之間的關係尤其密切。肝腎同源，肝陰與腎陰互相滋生充養，盛則同盛，衰則同衰。除了肝，心與腎也是「一榮俱榮，一損俱損」的關係。根據中醫五行理論，腎在五行中為水，心在五行中為火，水火相互抗衡是身體陰陽平衡的關鍵所在。心火必須下降到腎，使腎水不寒，腎水必須上至於心，使心火不亢，中醫稱心腎相交，或者叫水火相濟。如果心陽不能下至於腎，則腎寒而遺精、腰膝冷痛，如果腎水不能上至於心，則心煩、失眠、多夢。

一旦腎陰虛，身體必將陷入陰陽失調、氣血失和的境地。正因為腎陰的重要作用，平常要養成良好的生活習慣，心裡要保持恬靜。另外，可以採用一些調養的方法來改善腎陰虛或者是防範腎陰虛對身體健康的損害。防治腎陰虛可用中藥地黃。

古代，地黃不僅僅是中藥，也是一味滋味鮮美的好食材，諸如用地黃醃鹹菜、涼拌、清炒、泡酒、泡茶。現如今地黃已很少作為食材之用，不過人們依舊重視地黃的藥用功效。地黃是一種滋補中藥，是中藥中的上品，陰虛者可在家中把它作為調理之用。

地黃用於調理時應注意生熟之別。生地黃是地黃新鮮或乾燥的塊根；熟地黃是將生地黃以酒、砂仁、陳皮為輔料經反覆蒸晒，至內外色黑油潤。生地黃偏重於涼血除熱，當然也有滋陰功效，能補血養肝腎。對此，明代倪朱謨所編著的《本草匯言》中說：「生地，為補腎要藥，益陰上品，故涼血補血有功，血得補，則筋受榮，腎得之而骨強力壯。」雖然生地黃可滋陰，但相對熟地黃來講，滋陰功效要弱一些。若是補益之用，一般以熟地黃為宜。

腎陰虛是不可避免的，所以有腎陰虛症狀者可用地黃進行滋補，暫時沒有腎陰虛症狀，但到了四十多歲，也可適當用地黃來調理一下，來預防腎陰虛的發生。

腎陰與生俱來，依靠脾胃的不斷補養而充實，但隨著年紀的增長，腎陰不斷消耗，為此到了一定年紀，不管是男性還是女性，或多或少都有腎陰虛的問題。對此，《黃帝內經．素問》中有「年過四十，而陰氣自半也」的說法。這句話的意思就是人到了四十多歲，腎精漸衰，陰氣虛損。

瘦者，養身先滋陰

我們都知道，四十多歲以後，身體很容易出現問題，諸如糖尿病、高血壓病、冠心病這些疾病都會找上來。疾病多了，身體健康狀況一天不如一天，和陰虛脫不了干係。陰虛時陰精對臟腑的濡養作用下降，這種情況下臟腑本身的生理功能是疲乏的，動力不足。陰虛則陽亢，津液進一步受損傷，陰虛進一步加重，如若不重視調理，身體自然一天不如一天。

另外，經常勞作耗費陰精，作息失常、精神無節、房勞過度等也是導致陰虛的主要原因。所以生活習慣不佳、經常心神不寧的人也不妨用點地黃，給身體補充點陰精。

女性用地黃滋陰，不僅能強身，還能養顏。唐代孫思邈在其所著的《千金方》中提及的地黃湯，清熱和滋陰兼備，是比較好的滋陰湯飲，不妨一試。

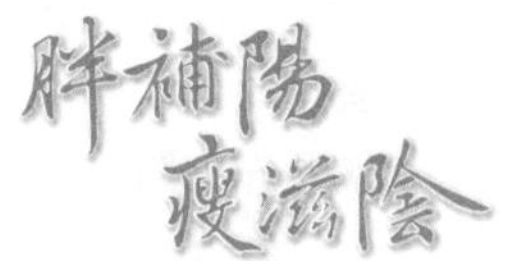

中醫名家小講堂

用地黃滋陰，最簡單的方法就是煮粥食用。其中地黃酸棗仁粥，對於腎陰虛導致的心煩失眠有較好療效。生地黃、酸棗仁各30克，粳米100克，白糖適量。粳米淘洗乾淨；酸棗仁加水研末；生地黃入砂鍋，加水煎取100毫升藥汁，去渣；粳米入砂鍋，加適量清水，將酸棗仁末、地黃汁倒入，熬煮到粳米爛熟，加白糖少許，調勻即可。

推薦藥膳

地黃湯

材料　生地黃（八兩）、黃芩（一兩）、阿膠（二兩）、柏葉（一把）、甘草（二兩），上五味咀。

作法　以水七升，煮取三升，去滓，納膠煎取二升半，分三服。

✦桑葚滋肝陰，強大生命力

肝陰不足，身體就難健康，桑葚滋補肝腎，可助肝陰充盈。

肝陰不虛，肝就能得到陰血的充分滋養，從而維繫肝的正常生理功能。一旦肝陰不足，肝火就會比較大，這種情況下我們很容易感知到。諸如，有的人總是眼睛乾乾的，並且還有疼痛感，尤其是經常對著電腦的人感覺更為明顯。這樣的人還容易失眠，即便是睡著了，也容易做噩夢。另外，這樣的人火氣也比較大，動不動就控制不住自己的脾氣。

肝陰不足除了會有上述症狀外，還會影響女性的月經情況。這是因為肝藏血，並且調節血液流量。若是肝陰不足，自然就不能很好地發揮藏血及血液調控功能，由此導致供給衝脈和任脈的血液不足，從而出現月經不調的問題。可見，保持肝陰不虛是非常有必要的，一方面我們的身體健康，氣血和順，自然可使肥胖適中；另一方面，有助於維持我們的身體健康。

若是想肝陰不足，保持體態勻稱，平時可以用桑葚進行食療。桑葚為桑科落葉喬木桑樹的成熟果實，晒乾或生用均可。中醫認為桑葚味甘、酸，性寒，能滋補肝腎，可助肝陰充盈，改善肝陰虛導致的口渴煩熱、腸燥便祕、兩目疼痛等問題。

中醫認為腎陰是一身陰液之本，對其他臟腑之陰具有一定的資助作用。自然，腎陰也可助肝陰一臂之力。桑葚有肝腎之陰同補的功效，一方面使我們的肝臟健康，遠離火氣的困擾，另一方面也會使我們的肌膚水潤起來，達到美容養顏的作用。總之，平時吃點桑葚，能補肝，也能補腎。肝腎強大起來，氣血充盈，身體可以很好地代謝，自然就不用擔心身體瘦弱的問題。

中醫名家小講堂

桑葚雖然能滋陰，但其性寒，所以一次不可吃太多，防止脾胃受寒，尤其是中年人和小孩子脾胃比較虛，所以尤其要注意。

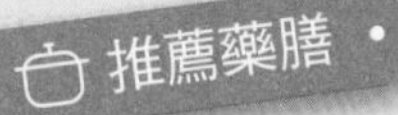

桑葚粥

材料 桑葚一小把，粳米 100 克。

作法 粳米淘洗乾淨，入砂鍋，大火煮沸，小火熬到米快爛熟時，將洗乾淨的桑葚放進去，熬到粥爛熟即可食用。也可以放適量的白糖調味食用。

注意 也可以將桑葚先煎汁，然後等粥熟時調入，有同樣的功效。

功效 滋陰養血。

✦練練八段錦，活血又滋陰

八段錦能促進氣血循環，消除火氣，發揮滋陰強身、增強體質的功效。

身體瘦弱者往往氣血的流暢性也比較弱，可以練一練相對舒緩的功法，有舒筋活絡、活血化瘀功效。

這裡介紹一下八段錦。此種功法不但能促進氣血循環，增強體質，使身體強壯起來，還有助於增強五臟六腑的功能，全面對身體進行調理。練習此功法可以單獨練習其中的一兩個，也可以從頭練到尾，根據自己的身體實際情況量力而行，不可過勞，初次練習者不妨循序漸進。

滋陰增肥課堂

八段錦的具體練習方法如下。

1.兩手托開理三焦

取站姿，兩足分開，與肩同寬，兩臂自然下垂。從身體兩側將兩手慢慢移動胸前，手心朝裡，然後從胸前舉過頭頂，兩手在頭部相交，身體儘可能保持平直，手心朝上。足跟順勢踮起。手上舉時吸氣，下落時呼氣。這個動作非常簡單，老幼皆可，經常練習有助於緩解脾胃疾病，增強脾胃化生氣血的功能，有強壯身心功效，對於改善脾胃虛弱導致的腹瀉、腹脹及食積、胃酸、胃痛、面黃肌瘦等均有一定療效。

2.左右開弓似射鵰

這個動作就猶如拉弓射箭一樣。可以在上一個動作的基礎上進行。兩手回到身體兩側後，左腳向左側邁開一大步，身體下蹲呈馬步，左右手如同拉弓射箭式即可。拉弓時深吸氣，手回到身體兩側時呼氣。兩手交替進行。此動作有抒發胸氣、疏肝解鬱的功效，另外還有助於促進呼吸功能和氣血循環，加速代謝廢物的排除。

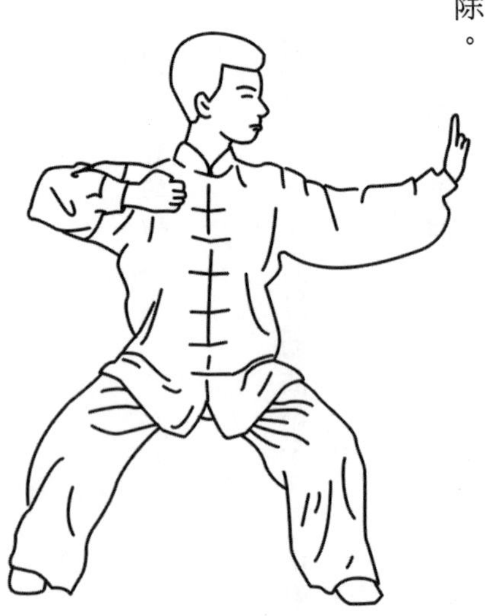

3.調理脾胃須單舉

此動作也可以在上一個動作的基礎上進行，兩腳併攏，手臂放在身體兩側。將左手慢慢舉過頭頂，手掌心朝上，眼睛隨著向上看。手掌上舉時吸氣，回到起始動作，呼氣。換到右手。

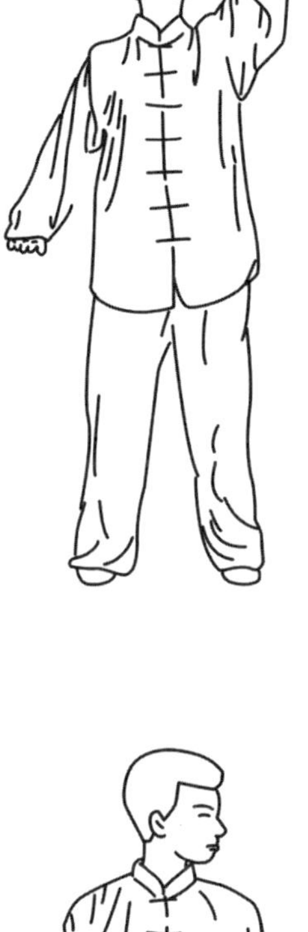

4.五勞七傷往後瞧

兩腳併攏，兩掌貼緊腿側，頭向左後方緩緩轉動，眼睛也跟著向左後方看，同時兩手臂向身體兩側打開，手掌心朝上。保持片刻，回到起始動作。轉頭時吸氣，回到起始動作呼氣。左後方轉完後，再向右後方轉動。動作相同。

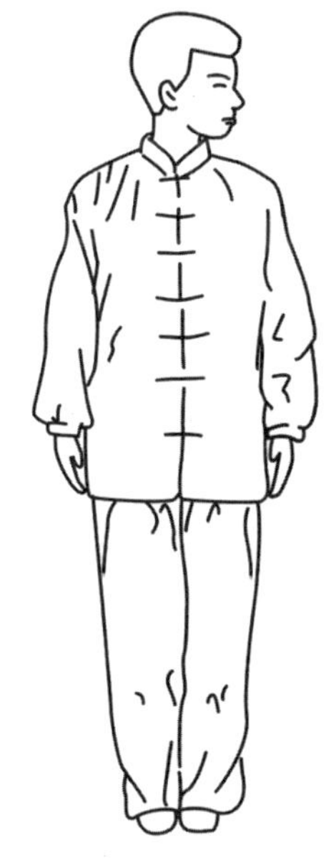

5. 搖頭擺尾去心火

取站姿，左腳向左側邁開一大步，身體半下蹲，同時兩手臂提起，再慢慢落下，將兩手的手掌放到大腿上，上身向左、後、右、前旋轉運動，注意頭頸部都要跟著運動。做十幾次後，換到右腳。仰頭時吸氣，低頭時呼氣。做完後，兩手上舉，兩腳併攏，兩手從胸前緩緩落下。

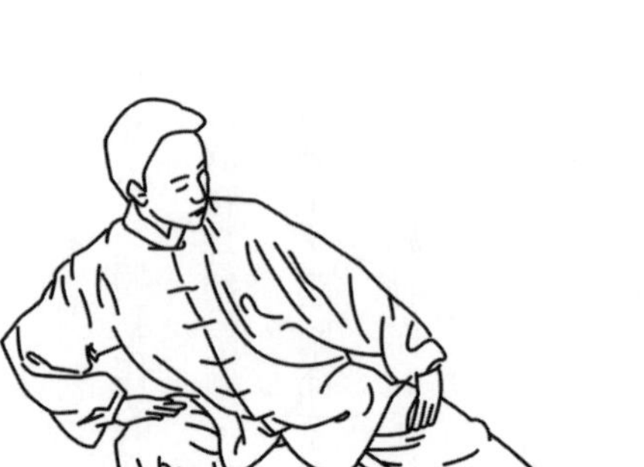

6. 兩手攀足固腎腰

取站姿，兩足分開，與肩同寬，然後兩手移到胸前，兩手的手指尖相對，隨後，兩手臂過兩肋，過腰，俯身，兩手臂從腰部沿著兩腿落下，放到腳尖上。反覆進行。注意，兩腿不要彎曲。

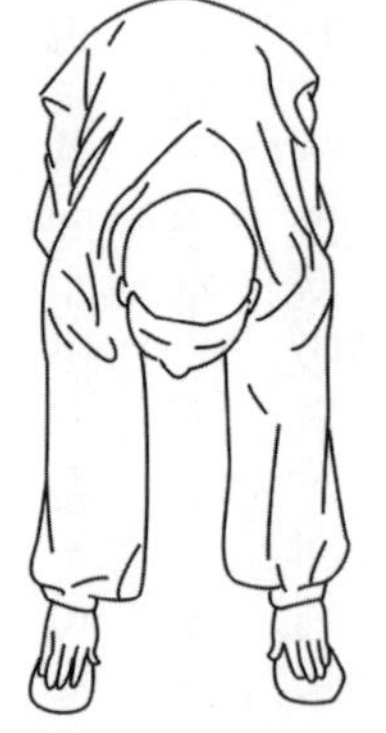

7. 攢拳怒目增氣力

取站姿，兩足分開，與肩同寬。左腳再向左面邁一大步。兩手握拳，放在腰兩側。拳心向上。左拳向前打出，怒目圓睜，目視左拳。然後鬆開拳，掌心向下，隨即向上翻轉，握拳，將拳重新放到腰部。可以連續做幾次。然後回到起始動作，邁出右腳，打出右拳。

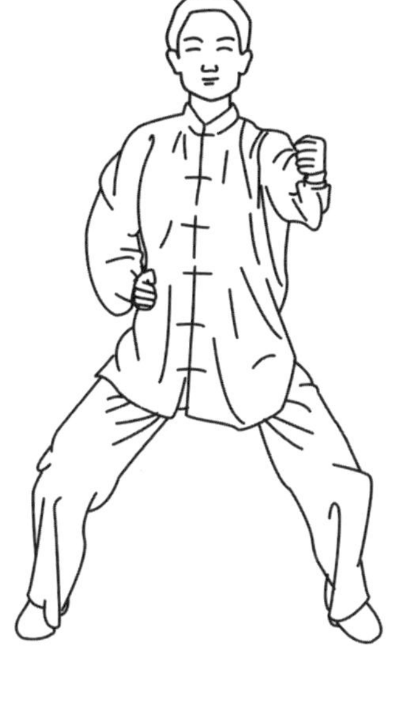

8. 背後七顛百病消

直立，並足，兩掌緊貼腿側，兩膝伸直，將足跟提起，同時吸氣，隨即落下，呼氣。反覆幾次。

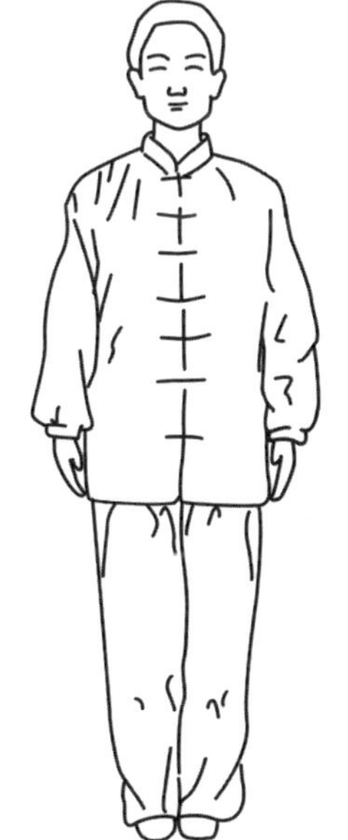

有醫家在治療慢性肝炎患者期間，除了用藥物治療外，還加用了一些導引的方法，發現療效更好，諸如太極拳、靜養功等。總之，這些功法均有助於促進身心健康，可以經常練習。

練習的時候不要過度用力，動作宜和緩，以防傷筋動骨，對身體健康不利。

瘦者，
養身先滋陰

第十二章 生活那些小細節，瘦人滋陰好習慣

很多問題都是不良的生活習慣導致的，所以不管是胖人還是身體瘦弱之人，若想身體安康，就需要審視一下日常的生活習慣，養成良好的生活習慣，並且改掉不良的生活習慣，讓健康得到保證。

✦子時熟睡，睡好養陰人易胖

在子時應進入熟睡狀態，有助於滋陰潛陽，讓肌肉得長，筋骨得壯。

對於睡眠，古人有「安寢乃人生最樂」、「不覓仙方覓睡方……睡足而起，神清氣爽，真不啻無際真人」、「能眠者，能食，能長生」等說法。從古人這些說法中，我們不難看出睡眠的重要性。

對於睡眠的作用，清代李漁曾指出：「養生之訣，當以睡眠居先。睡能養精，睡能養氣，睡能健脾益胃，睡能堅骨強筋。」可見，**睡眠除了能讓筋骨更加強壯外，還能養精、健脾胃。**

脾胃是氣血化生之源，是後天之本，對一身陰精有補充作用，有助於保持津液血充盈。津液血是身體中的營養物質，可濡養肌肉、筋骨，讓身體豐腴有加，讓筋骨強健有力。如果脾胃的生理功能不佳，必將會影響到氣血化生，進而影響到身體健康狀況，從而導致胖人越發肥胖，而瘦弱之人更加面黃肌瘦。不管是為了去痰濕減肥，還是補氣血長肌肉，都有必要養護好脾胃。**睡眠能健脾益胃，因此不妨提高睡眠質量，讓脾胃得養。**

睡眠不僅能健脾益胃，還能養肝。中醫理論認為，人動則血歸於四肢，人臥則血歸於肝。肝是藏血之臟腑，不僅能藏血，還能分配調遣血液，充分發揮血液的滋養作用。晚上好好睡眠，無論是肝還是周身都能得養，健康也就有了保證。

從陰陽理論來講，晚上屬陰。加上睡眠的時候身心皆安，動生陽，靜養陰，**晚上睡眠也有助於養陰**。晚上美美地睡上一覺，早上隨著自然界陽氣的日益充盈，身體中的陽氣也開始升發，這時候人就會醒來。對此，中醫古籍《黃帝內經．靈樞．口問》中說：「陽氣盡，陰氣盛，則目瞑；陰氣盡，而陽氣盛，則寤矣。」這句話的意思是，當陽氣衰落、陰氣上升時，就會進入到睡眠狀態；當陽氣強盛、陰氣變衰弱時，人就會覺醒。睡眠也是與自然界陰陽變化相適應的。如果違背這一規律，身體中的陰陽氣血逆亂，就會導致疾病發生。可以說，睡眠是順應陰陽變化的一種方式。

睡眠能滋陰，是順應自然界陰陽變化的一種方式，有助於陰陽調和，不出現氣血逆亂的問題，可強陰精，養臟腑，潤肌膚，讓身體健康更強壯，因此一定要保持充足睡眠，並提高睡眠質量。只有睡眠得法，才能更好地滋陰強身。

睡眠滋陰，且一定要在子時熟睡。子時是指二十三點到次日凌晨一點。這個時候進入熟睡狀態，最能養陰，發揮事半功倍的作用。

中醫理論認為，子時陰氣最盛。《黃帝內經．靈樞．營衛生會》中說：「夜半為陰隴，夜半後而為陰衰。」即子時陰氣盛，過了子時之後陰氣就由盛轉衰，陽氣一點點開始升發。中醫古籍認為子時要合陰，有「夜半而大會，萬民皆臥，命曰合陰」的說法。

簡單理解合陰就是與自然界陰陽變化相一致，讓身體完全進入靜態，使其能和自然界中的陰陽變化相一致，陰氣達到一個極盛狀態的時間，是最好的養陰時間。如果在子時還沒有進入熟睡狀態，陰氣沒能調動起來，臟腑未能休養生息，身體中的陰陽變化不能與自然界陰陽變化相互協調一致，長時間如此，陰陽氣血必將紊亂，導致臟腑衰弱，氣血失職，身體由此而衰，疾病由此而生。因此，無論是身體瘦弱之人還是身體健康之人都應在子時進入熟睡狀態。

滋陰增肥課堂

除了子時熟睡外，還要提高睡眠質量，才能發揮較好的滋陰功效。此外，還應注意一些問題，諸如睡眠方位、睡眠禁忌、睡中注意問題。

睡眠注意事項

睡眠注意事項	相關解釋
睡眠方位	唐代著名醫家孫思邈在《千金要方．道林養性》中說：「凡人臥，春夏向東，秋冬向西。」就是說，睡眠的方位應春夏頭向東、腳朝西為宜，秋冬則頭向西、腳朝東為宜。
睡前不可憂慮	古人說：「先睡心，後睡眼。」意思是睡前不要去想事，否則會導致難以入睡，也會影響睡眠質量。睡前放鬆身心，有助於快速入眠，睡得也會更香甜。
睡時要側臥	《千金要方．道林養性》中說：「屈膝側臥，益人氣力，勝正偃臥。」睡時應保持側臥。側臥有左側臥和右側臥之分，古今醫家都選擇右側臥為最佳臥姿。
睡前不要吃東西	「早飯宜早，午飯宜飽，晚飯宜少」，晚上不要吃得太多，以防影響睡眠質量。另外，晚上準備入睡前不要吃東西。
臥室不要有風	臥處不可當風，否則恐患頭風，背受風則咳嗽，肩受風則臂痛，嚴重時還會腦卒。

除了上述應注意的問題外，睡眠還有諸多講究，諸如睡前不要說話、睡時不要開燈、睡時不要用被子蒙頭等。睡眠看似是小事情，但實際上是關乎養生的大事，為此要予以重視。

中醫名家小講堂

晚上11點到次日1點進入熟睡狀態有助於滋陰，中午睡午覺能養陽。在上午11點～下午1點休息30分鐘有助於「合陽」，陽氣盛，則工作效率高。

✦ 每天晚上泡腳是最簡單的滋陰法

腳上有很多反射區，對這些反射區進行刺激，有助於強臟腑，具有較好的滋陰功效。對這些反射區進行刺激比較簡單的方法就是每天晚上泡泡腳。

中醫說：「人之有腳，猶似樹之有根，樹枯根先竭，人老腳先衰。」中醫認為：「鼻為苗竅之根，耳為神機之根，乳為宗氣之根，腳為精氣之根。」隨著年紀的增長，精氣日漸不足，腳為精氣之根，所以衰老往往首先是從腳上體現出來。

根據中醫理論，人體全身遍及經絡，經絡之間相互溝通，使氣血得行，臟腑得養。經絡通暢，氣血循環不息，臟腑之精充足，生命力就強。身體全是由經絡連通，足底反射區連通著五臟六腑，也是臟腑精氣集中匯合之所，是精氣比較足的地方。一旦精氣虛弱，臟腑生理功能下降，腳也就最先容易感受到，從而變得不靈活，或者出現腿腳疼痛症狀。

如果步履輕快，有精神，有活力，表明精氣是比較足的。而一旦步履蹣跚，則表明精氣已經嚴重不足了，因此一定要重視養生保健，補養精氣，來延緩衰老的腳步。

正因為腳是各條經絡的集中點，連通著五臟六腑，所以對腳經常刺激，能發揮調整臟腑功能、增強體質的作用。泡腳就是一種常用的對腳進行刺激的方法。泡腳也就是足浴，是深受古人青睞的養生之道。對此，蘇東坡說：「熱浴足法，其效初不甚覺，但積累百餘日，功用不可量，比之服藥，其效百倍。」蘇東坡甚至還專門做詩來表達其對足浴的青睞：「它人勸我洗足眠，倒床不復聞鐘鼓。」

足浴之所以能發揮良好的保健養生功效，原因有二，其一是因為浴足可以促進腳部血液循環，刺激經絡的氣血循行，從而發揮強臟腑作用。臟腑生理功能增強，氣血津液自然也就足了，從這點來看，足浴能滋陰，調和陰陽氣血。其二是腳底有一個非常重要的穴位——湧泉穴，此穴位是足少陰腎經上的穴位。中醫說：「腎出於湧泉，湧泉者足心也。」這句話的意思是說腎經之經氣如同水井中泉水一樣，將從這裡源源不斷地湧出。因為此穴位腎中經氣比較足，所以浴足的過程中，湧泉穴得到源源不斷的刺激，能發揮益精填髓、滋生腎水、平衡陰陽、舒通心腎、抑制虛火等諸多功效。

即使不是為了滋陰的需求，平常也應經常用熱水泡腳。這是因為腳是濕寒邪氣容易侵襲的地方，邪氣可由腳底沿著經絡長驅直入，擾亂臟腑陰陽氣血平衡。平時經常用熱水泡腳，能發揮養腎除邪的功效。

用熱水泡腳要注意幾點。泡腳水的水溫不要過高，四十℃左右就可以了。在泡腳的過程中，水溫會逐漸變涼，可以往裡面添熱水，保持水溫恆定，持續對腳進行刺激。足浴的時間在三十～四十分鐘為宜。在泡腳過程中，可按摩、捏腳或搓腳等，加強療效。另外，應注意飯前、飯後三十分鐘內不宜進行足浴，以免影響脾胃的消化吸收功能。

滋陰增肥課堂

1.用鹽水泡腳

這裡介紹用鹽水泡腳的方法。先準備一個木桶、四十℃熱水、二勺食鹽。將熱水放到木桶中，放入食鹽，攪拌均勻後，將腳放入，浸泡半個小時，在浸泡的過程中，可以對腳進行按揉。泡完後，將腳擦乾即可，也可以再進行按揉或者是對腳底某個穴位進行刺激，可以重點刺激湧泉穴。湧泉穴在足底，約當第二、第三趾趾縫紋頭與足跟連線的前三分之一與後三分之二之交點上。

2.下肢操

不習慣按摩的人泡腳之後可以做做下肢操，也有助於舒暢經絡，增強療效。

（1）躺在床上，全身放鬆，然後將左腳抬起，腳尖儘可能向下，先由裡向外（順時針）旋轉，再由外向裡（逆時針）旋轉，以活動踝關節，可旋轉十幾次，然後換右腳。

（2）上體前屈，兩手扶膝，兩膝彎曲，先向左轉動兩膝，然後再向右轉動兩膝以活動膝關節。轉動的過程中動作要輕柔，可意守膝蓋。轉動十幾次。

（3）坐在床上，上身挺直，然後向前踢腳，以活動髖關節，先踢左腳，再踢右腳，可踢十幾次。

（4）站立，全身挺直，腳跟慢慢向上抬起，保持一會兒，然後落下，反覆做十幾次即可。可配合腹式呼吸，抬腳時吸氣，落腳時呼氣。

（5）坐式，右手托左腳並放鬆，以左手自上而下按壓左腿，然後伸腳三次，再換右腳，動作相同。

下肢操動作簡單舒緩，不妨經常練一練，尤其是中老年人，經常練習可以有好腳力，筋骨不疼痛。

中醫名家小講堂

泡腳的時候只要泡到微微出汗就可以了，尤其是冬天更要注意，不要泡到大汗淋漓。中醫認為汗為心之液，出汗太多會損傷精血，不利於臟腑健康。

✦平常多叩齒吞津以養陰

在眾多的養生方法中，有一種雖簡單但會讓身體受益無窮，那就是叩齒吞津。

「人命至重，有貴千金」。人生活在塵世當中，沒有什麼比生命更加珍貴的了，自然也就沒什麼事情比養命安身更加重要，因此重視養生保健也自然是合情合理的事情。

叩齒吞津實際上是兩種方法，但一般情況下它們往往前後交替進行，效果更佳，所以得名。據文獻記載，大醫學家陶弘景就是此法的受益者，因其經常叩齒吞津，年過八旬依舊牙齒堅固、身體健壯。

叩齒吞津能發揮堅固牙齒、強壯身體之功自然也是有一定原因的。中醫理論認為腎主骨，齒為骨之餘。骨為腎精所充養，腎精充盈，能致骨堅。因此，叩齒也能健腎，使腎中精氣得充，腎中精氣得充反過來又可健骨。

養生學家把唾液稱之為「金津玉液」，其同精、血一樣，具有十分重要的作用，是維繫生命的物質基礎之一。唾液是津液中的重要部分，津液又是血的組成部分，對此中醫有「**津血同源**」之說。

唾液不僅有滋養作用，還能健脾補腎。中醫理論認為「脾歸涎，腎歸唾」，吞津有助於強健脾胃和腎。我們都知道，在咀嚼食物的過程中，口裡的唾液會增多，實際上增多的是唾液中比較清稀的部分，中醫稱之為涎，有幫助消化的作用。脾胃是消化吸收食物、化生水穀精微的臟腑，食物不能得到很好消化，必將損傷脾胃。涎能促進食物消化，可減輕脾胃的負擔，達到健脾胃的目的。

「腎在液為唾」，唾是唾液中較稠厚的部分，由腎精所化生，宜嚥而不吐，有滋養腎中精氣的作用，可健腎。脾胃和腎生理功能比較好，則唾液多，口中不乾燥。如果經常口乾舌燥，就要考慮脾胃和腎的問題。脾胃和腎與生命息息相關，一個為先天之本，一個為後天之本，決定了一個人的生長壯老死。因此，若想身體強健、益壽延年，就必須養好脾胃和腎，而養好脾胃和腎最簡單有效的方法就是叩齒吞津。

滋陰增肥課堂

1. 叩齒

早晨醒來後，先不說話，心靜神凝，什麼事情也不要想。實在難以靜下心來時可以意守丹田，然後，全身放鬆，口唇微閉，閉目，上下牙齒有節奏地互相叩擊，鏗鏘有聲，次數不限。剛開始鍛鍊時，可輕叩二十下左右，隨著叩齒時間的延長，可逐漸增加叩齒的次數和力度。在叩齒的過程要注意不要過於用力，剛開始的時候要儘可能輕柔，以後稍微增加點力度即可。另外，也不要過於追求叩齒的次數，一般情況下五十下左右就可以了。

2. 吞津

叩齒結束，要輔以「赤龍攪天池」，就是中醫所說的吞津法。即叩齒後，用舌在口腔內貼著上下牙床、牙面攪動，等到口中的唾液很多時，緩緩地將其嚥下。在嚥唾液的過程中，可以想像著唾液到達身體各處，發揮滋養作用。攪動時用力要柔和自然，順序為先上後下，先內後外，攪動三十六下即可。

不妨經常叩齒吞津，尤其是中老年人，經常叩齒吞津便能耳聰目明、牙齒堅固、身體硬朗。

中醫名家小講堂

《黃帝內經·靈樞·脈度》中說：「腎氣通於耳，腎和則耳能聞五音矣。」《黃帝內經·素問·上古天真論》中說 ：「腎受五臟六腑之精而藏之。」五臟六腑之精氣，皆上注於目，養腎有助於耳聰目明。唾液中的唾歸腎，所以經常吞津能補腎生精，進而達到耳目清明的功效。

✦每天試試「靜養功」，能滋陰能長肉

滋陰有助於長肉，滋陰的方法很多，不過對於一些慢性疾病患者或身體虛弱、動不動就氣喘吁吁的人來說，每天不妨試試「靜養功」，有較好的滋陰強身功效。

古人倡導運動，還提出了運動的必要性，諸如秦國丞相呂不韋主編的《呂氏春秋．盡數》中說：「流水不腐，戶樞不蠹，動也。行氣亦然，形不動則精不流，精不流則氣鬱。」運動是保證人體健康的基本要素。

適當運動是有必要的，能讓我們形體舒暢，氣機充盈。不過**養生不僅僅要動，也要學會靜**。我們都知道出家人需要打坐，他們稱其為「禪定」。所謂禪定是讓混亂的思緒平靜下來，放下一切思緒以入靜，進而達到忘我的境界。從保健養生角度來講，這實際上就是靜養功。

入靜是養神的一種方法。中醫所說的神包括魄、魂、意、志、神幾個方面，魄、魂、意、志、神歸於五臟，以精、氣為物質基礎，又稱精神。精神狀況可反映臟腑盛衰，臟腑功能強健就會「神旺」，反之則會「神衰」。所以精神狀態好的人，身體是比較健康的，如果精神狀況不佳，就有必要調理臟腑。

神歸屬五臟，一方面神受五臟支配，五臟精足，陰陽調和，則神旺；如果五臟陰陽氣血失調，就會神衰。另一方面，神也會影響臟腑的生理功能。如果經常耗神，則臟腑精氣也會受損，導致臟腑不安。因此，**一定要重視養神，只有神得養，精氣才能不耗損，臟腑生理功能才能強勁**。

對於養神的重要性，中醫古籍裡面也多有論述。清代程國彭在《醫學心悟》中說：「人之有生，唯精與神，精神不散，四體長春。」養神有助於延年，有助於益壽。

養神不妨在「動」的基礎上適當練習「靜養功」，讓身心入靜，做到真氣內守，減少消耗，消除疲勞，使精神充足，增進健康。而身體是否容易入靜，五神能否安靜下來，在很大程度上取決於心。

中醫理論認為，心是神之大主，所以若想真正入靜，讓周身氣血平緩而動，比較關鍵的一點是安心。心靜如水，不為名擾，不為利動，才能氣血和順，陰陽平衡，從而達到健康長壽的目的。正如《黃帝內經・素問・上古天真論》中說：「志閒而少欲，心安而不懼，形勞而不倦。」

人們生活中往往少不了名利及物質等各方面的誘惑，為此情緒不穩定，悲喜交加，勞心傷神。有時候即便是心中情緒起起伏伏，客觀現實也是不容易改變的。既然不能改變客觀現實，不如改變自己，讓自己活得更快樂一些、更豁達一些。心中豁達，很多東西可以去追求，但不要去計較，相信秉著這樣的生活態度，身體就會安康，生活中也會充滿陽光。

靜養功

仰臥，兩臂舒展放在身旁，兩腿自然伸直，兩眼輕閉，舌尖自然抵住上顎，全身放鬆。用鼻呼吸，呼吸要均勻，不要過快，也不要過緩，保持一種舒暢之態。意守小腹，或者是意守神闕穴。可在睡前進行，每次五分鐘即可。剛開始練習時時間可縮短些，等到身體逐漸適應後再進行相關調整。

中醫名家小講堂

中醫理論認為，動則生陽，靜則生陰。在練習的過程中要注意動靜交替，剛柔相濟，注意調和陰陽氣血，發揮較好的保健養生功效。單純地追求靜或者是單純地追求動都是不適宜的。

✦ 搓兩肋，讓你沒火氣陰不虛

瘦人的火氣往往比較大，經常搓兩肋能疏肝，讓陰虛的瘦人也能有個好心情。

中醫認為，五臟中的肝有一個非常重要的生理功能，即能舒暢一身之氣，相當於體內氣的管理者。正是在肝的參與下，一身之氣才能正常上下內外進行循行。不過經常情緒不暢或者是肝病會影響肝主疏洩的功能，導致肝氣不舒。肝氣不舒，臟腑的火氣就比較大。火氣灼津，自然就會導致陰虛。

肝氣不舒的主要症狀表現有：情緒憂鬱、痛經、頭暈目眩、睏倦乏力、失眠多夢、易怒，食慾差、兩脅脹痛等。有時候，肝氣不舒者還會有兩肋疼痛出現。若是不明確自己是否有這些症狀，還有一個非常簡單的方法來判斷自己的肝氣是否順暢。即將兩手放在兩肋上，從上到下進行推按，若是在推按的過程中有比較強的痛感出現，這提示肝氣不舒暢了。對於中老年人來說，這種方法不但可以檢測肝氣狀況，同時也是舒肝的一種有效手段。

肝氣不舒可影響脾胃正常的生理功能，中醫將這種狀況稱為「肝鬱傳脾」。有些高血脂患者經常悶悶不樂，嗓子痛，睡眠不好，痰也比較多，有時候甚至吐一些白沫，實際這就是肝鬱傳脾的後果。

肝氣不舒，影響了脾主運化的功能，導致痰濕不去，甚至是痰濕內生，痰濁損及血脈，導致血脂升高。

疏肝不僅有助降血脂，還可預防肝病和脾胃疾病，對身體健康是非常重要的。

滋陰增肥課堂

疏肝的有效手段——推兩肋

推搓時，講雙手分別置於胸部兩側，來回搓摩，一上一下計為一次，共做三十次。

在推搓的過程中，要重點照顧兩個學位，即大包穴和掌門穴。大包穴在腋窩下六吋（四橫指為三吋），腋中線上；章門穴在側腹部，第十二根肋骨的上方。這兩個穴位具有健脾理氣、疏肝解鬱、調理肝膽脾胃等功效，對胸悶、兩肋疼痛有良好的防治效果。

推搓的時候力度要適中，推按前可塗抹適量按摩油，即可加強推按療效。

中醫名家小講堂

介紹兩個「降火穴」——合谷穴和太衝穴。合谷穴就是我們常說的虎口，因為按摩起來比較方便。所以沒有時間和次數的限制，有時間就可以按一按；太衝穴位於第一足趾和第二足趾之間的縫隙向上 1.5 公分的凹陷處，在按摩太衝穴前，先用熱水泡腳約 10 分鐘，然後用大拇指從下向上推揉 3 分鐘即可。

胖補陽，瘦滋陰

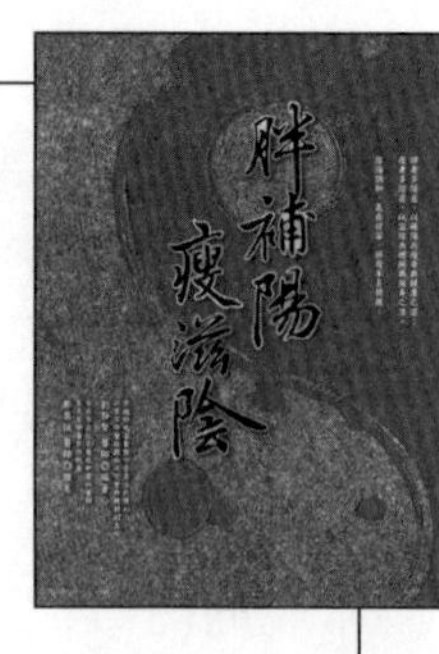

作　　者	劉靜賢
發 行 人	林敬彬
主　　編	楊安瑜
副 主 編	黃谷光
責任編輯	黃谷光
內頁編排	黃谷光
封面設計	高鍾琪
編輯協力	陳于雯・曾國堯
出　　版	大都會文化事業有限公司
發　　行	大都會文化事業有限公司 11051台北市信義區基隆路一段432號4樓之9 讀者服務專線：(02)27235216 讀者服務傳真：(02)27235220 電子郵件信箱：metro@ms21.hinet.net 網　　址：www.metrobook.com.tw
郵政劃撥	14050529 大都會文化事業有限公司
出版日期	2017年02月初版一刷
定　　價	350元
I S B N	978-986-5719-93-7
書　　號	Health+101

4F-9, Double Hero Bldg., 432, Keelung Rd., Sec. 1,
Taipei 11051, Taiwan
Tel:+886-2-2723-5216　Fax:+886-2-2723-5220
E-mail: metro@ms21.hinet.net
Web-site: www.metrobook.com.tw

◎本書由化學工業出版社授權繁體字版之出版發行。
◎本書如有缺頁、破損、裝訂錯誤，請寄回本公司更換。

Cover Photography: StockUnlimited /1430048.

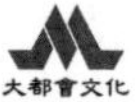

國家圖書館出版品預行編目（CIP）資料

胖補陽，瘦滋陰／劉靜賢. -- 初版. -- 臺北市：
大都會文化, 2017.02
256面；17×23公分

ISBN 978-986-5719-93-7 (平裝)

1.中醫 2.養生 3.食療

413.21　　106000292

大都會文化　讀者服務卡

書名：**胖補陽，瘦滋陰**

謝謝您選擇了這本書！期待您的支持與建議，讓我們能有更多聯繫與互動的機會。

A. 您在何時購得本書：＿＿＿年＿＿＿月＿＿＿日

B. 您在何處購得本書：＿＿＿＿＿＿書店，位於＿＿＿＿＿＿(市、縣)

C. 您從哪裡得知本書的消息：

1.□書店　2.□報章雜誌　3.□電台活動　4.□網路資訊

5.□書籤宣傳品等　6.□親友介紹　7.□書評　8.□其他

D. 您購買本書的動機：（可複選）

1.□對主題或內容感興趣　2.□工作需要　3.□生活需要

4.□自我進修　5.□內容為流行熱門話題　6.□其他

E. 您最喜歡本書的：（可複選）

1.□內容題材　2.□字體大小　3.□翻譯文筆　4.□封面　5.□編排方式　6.□其他

F. 您認為本書的封面：1.□非常出色　2.□普通　3.□毫不起眼　4.□其他

G. 您認為本書的編排：1.□非常出色　2.□普通　3.□毫不起眼　4.□其他

H. 您通常以哪些方式購書：(可複選)

1.□逛書店　2.□書展　3.□劃撥郵購　4.□團體訂購　5.□網路購書　6.□其他

I. 您希望我們出版哪類書籍：（可複選）

1.□旅遊　2.□流行文化　3.□生活休閒　4.□美容保養　5.□散文小品

6.□科學新知　7.□藝術音樂　8.□致富理財　9.□工商企管　10.□科幻推理

11.□史地類　12.□勵志傳記　13.□電影小說　14.□語言學習（＿＿語）

15.□幽默諧趣　16.□其他

J. 您對本書(系)的建議：

K. 您對本出版社的建議：

讀者小檔案

姓名：＿＿＿＿＿＿　性別：□男　□女　生日：＿＿年＿＿月＿＿日

年齡：□20歲以下 □21～30歲 □31～40歲 □41～50歲 □51歲以上

職業：1.□學生 2.□軍公教 3.□大眾傳播 4.□服務業 5.□金融業 6.□製造業
7.□資訊業 8.□自由業 9.□家管 10.□退休 11.□其他

學歷：□國小或以下 □國中 □高中／高職 □大學／大專 □研究所以上

通訊地址：＿＿＿＿＿＿＿＿＿＿＿＿＿＿＿＿＿＿＿＿

電話：（H）＿＿＿＿＿＿（O）＿＿＿＿＿＿傳真：＿＿＿＿＿＿

行動電話：＿＿＿＿＿＿　E-Mail：＿＿＿＿＿＿＿＿＿＿

◎謝謝您購買本書，歡迎您上大都會文化網站（www.metrobook.com.tw）登錄會員，或至Facebook（www.facebook.com/metrobook2）為我們按個讚，您將不定期收到最新的圖書訊息和電子報。

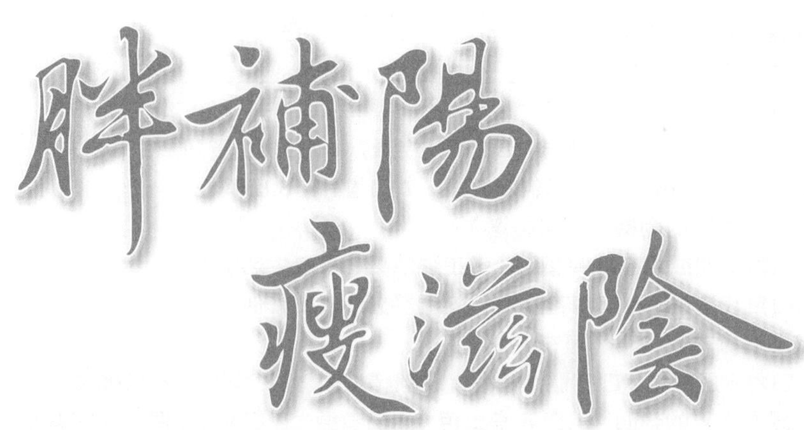

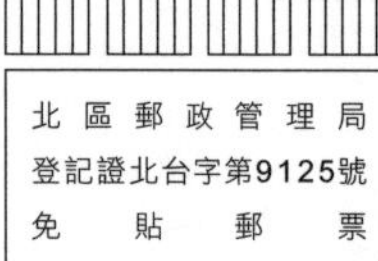

北區郵政管理局
登記證北台字第9125號
免貼郵票

大都會文化事業有限公司
讀者服務部 收

11051台北市基隆路一段432號4樓之9

寄回這張服務卡〔免貼郵票〕
您可以：
◎不定期收到最新出版訊息
◎參加各項回饋優惠活動

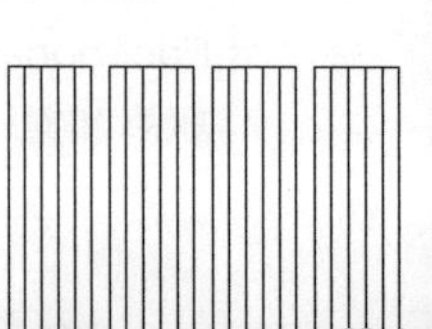

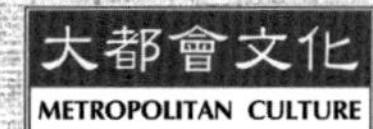
大都會文化
METROPOLITAN CULTURE

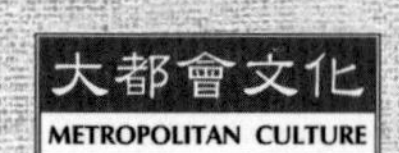
大都會文化
METROPOLITAN CULTURE